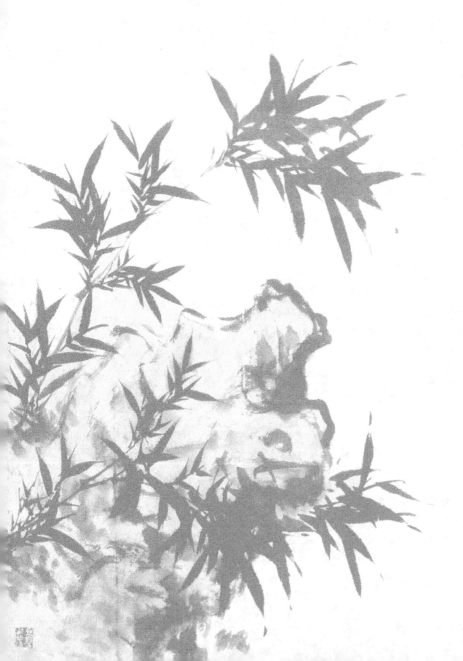

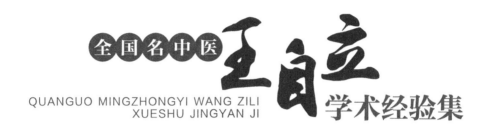

全国名中医 王自立 学术经验集

QUANGUO MINGZHONGYI WANG ZILI
XUESHU JINGYAN JI

王 煜 ◎ 主编

甘肃科学技术出版社

图书在版编目（CIP）数据

全国名中医王自立学术经验集 / 王煜主编. -- 兰州：
甘肃科学技术出版社，2020.12（2021.8重印）
ISBN 978-7-5424-2772-4

Ⅰ. ①全… Ⅱ. ①王… Ⅲ. ①中医临床—经验—中国
—现代 Ⅳ. ①R249.7

中国版本图书馆CIP数据核字(2020)第255380号

全国名中医王自立学术经验集

王 煜 主编

责任编辑 陈学祥
封面设计 麦朵设计

出 版 甘肃科学技术出版社
社 址 兰州市读者大道568号 730030
网 址 www.gskejipress.com
电 话 0931-8125103(编辑部) 0931-8773237(发行部)
京东官方旗舰店 https://mall.jd.com/index-655807.html

发 行 甘肃科学技术出版社 印 刷 三河市华东印刷有限公司
开 本 787毫米×1092毫米 1/16 印 张 10.75 插 页 2 字 数 188千
版 次 2021年2月第1版
印 次 2021年8月第2次印刷
印 数 1001~1750
书 号 ISBN 978-7-5424-2772-4 定 价 58.00元

编 委 会

主　　编：王　煜

副主编：尚宏梅　张参军

编　　委：张竹君　柳树英　安玉芬　田　苗

　　　　　梁金磊　王建强　姚金虎　张玉琴

　　　　　范玉春　文利彬

前 言

名老中医是将中医药基本理论、前人经验与当今实践相结合，解决临床疑难问题的典范，是当代中医药学术发展的杰出代表。传承他们的学术思想是保持中医药特色，发挥中医药优势，指导临床和培养中医人才，促进中医药发展的必要保障。

王老从事临床已60余年，形成了自己独特的学术思想。提出了"运脾思想""柔肝思想""辨湿思想"及"温阳思想"……论治脾胃病，提出"健脾先运脾，运脾必调气"的治则，论治肝病，提出"治肝必先柔肝，柔肝先养肝"的原则；论治淋证，提出"清上源、行气化、利水道以通淋"，创清利通淋汤；论治外感夹湿，善用清气饮子；遵冬病夏治，创补肺益寿、补肺固本合剂治疗慢性咳喘病。其学术思想被列为"十五"国家科技攻关计划，"脾色环唇"特色辨证被列为"十二五"国家科技支撑计划。

《全国名中医王自立学术经验集》按照王老的学术成就、学术思想、临证经验分为上、中、下三篇。上篇详细介绍了王自立教授的从医之路，并对其学术思想进行了高度概括；中篇系统阐释了王老的"运脾""柔肝""温阳""辨湿"等思想及"脾色环唇"特色辨证方法；下篇结合王老的临床经验及辨证用药特点，具体介绍了其学术思想在临床上的应用，旨在更为全面地体现王老的上述思想。

本书由王自立教授所带教的国家级师承弟子及再传弟子们共同编写而成。在编写的过程中得到了甘肃省中医院及医院特色处各位领导的大力支持。由于我们自身学识水平有限，恐怕不能全面、准确地将老师的学术思想及临证经验表达出来，还请仁者见仁、智者见智，这也是我们编撰这本书的初衷。书中若有不当之处，望大家不吝赐教，这将是对我们最好的鞭策。

编者

2020年10月

王自立教授简介

王自立，男，1936年9月生，甘肃泾川人，大学本科学历。全国名中医，甘肃省中医院首席主任医师，甘肃中医药大学终身教授，中国中医科学院博士研究生导师、中医药传承博士后合作导师，第一、二、三、四、五、六批国家老中医药专家经验继承工作指导老师，《西部中医药》杂志名誉主编，享受国务院特殊津贴专家，全国中医药杰出贡献奖获得者。

1992年被卫生部、国家中医药管理局、人事部评为"全国卫生系统模范工作者"，2006年被中华中医药学会授予"首届中医药传承特别贡献奖"，2007年被国家中医药管理局评为"全国老中医药专家学术经验继承工作优秀指导老师"，2009年王自立工作室被中华中医药学会评为"全国先进名医工作室"，2010年王自立工作室被国家中医药管理局列为全国名老中医药专家传承工作室建设项目，2013年被国家中医药管理局再次评为"全国老中医药专家学术经验继承工作优秀指导老师"，2017年被人力资源与社会保障部、国家卫生与计划生育委员会、国家中医药管理局授予"全国名中医"称号，2019年被人力资源与社会保障部、国家卫生健康委员会、国家中医药管理局授予"全国中医药杰出贡献奖"。

王老从事临床已六十六载，先后创立了甘肃省中医院消化科、肾病科，并历任消化科科主任、消化及肾病科技术指导。王老通过多年的临床实践，形成了自己独特的学术思想，包括"运脾思想""柔肝思想""温阳思想"等。王老认为脾胃病的病机关键是脾运失健，升降失常。治疗脾胃病不应单纯考虑"补"，否则会补而使之滞，犯"实实之戒"，而应该以运行脾气、调整升降为要。对于肝病的治疗，王老认为肝体阴用阳，若内因七情暗耗，致机体阴血津液亏虚，则肝血亦虚，肝体失养，肝气失制，发为多种疾病。

故治疗肝病不可一味疏泄、清解、攻伐，否则肝之阴津受伐而病势反增，应以养肝为第一要务，提出"肝为刚脏，非柔润不和""治肝必柔肝，柔肝先养肝"的肝病治疗大法，以顾护肝之阴血为临证大要。阴阳二气，王老尤重阳气，阳主阴从，阳气之重要，犹如太阳与天体的关系，不可或缺，是生命的根本和动力，故临证之时主张时时顾护阳气。

王老擅长中医脾胃病、肝胆病、热病、血证、男科病、妇科病的诊治，尤其对消化系统疑难病症有极深的造诣，先后自拟运脾颗粒、调中扶胃汤、益气安肠汤、活血安肠汤、运肠润通汤、清利通淋汤、补肺固本合剂、补肺益寿合剂，临床效果显著。其学术思想被列为"十五"国家科技攻关计划，"脾色环唇"特色辨证被列为"十二五"国家科技支撑计划。

目 录

上篇

王自立教授传略及学术思想与临证经验综述

第一章 王自立教授传略

一、医事传记

(一)个人经历

老师出生于中医世家,其父王子隆系陇中名医,1980年9月离休于甘肃省泾川县。老师自幼侍立案头,耳濡目染,日受熏陶,对中医产生了浓厚的兴趣,遂立志杏林,于1952年8月在当时甘肃尚无中医院校的情况下,考入兰州市卫生学校学习,1954年8月毕业后分配至甘肃省中医门诊部(甘肃省中医院前身),1958年8月,调干赴全国中医最高学府——北京中医学院(现北京中医药大学)学习。1964年9月毕业后继续回到甘肃省中医院从事临床一线工作,并在甘肃省名老中医张汉祥、席梁丞、窦伯清等老师的言传身教下,临床经验日益丰富,诊疗水平得到进一步提高。1975年至1978年拜席梁丞主任医师为师侍诊学习。1978年8月由原甘肃省卫生厅聘任为主治医师。1988年1月聘任为主任医师。历任甘肃省中医院消化科科主任,消化、肾病科技术指导,甘肃中医药学会副会长,甘肃医师协会副会长,《甘肃中医》杂志主编,《西部中医药》杂志编委会主任委员,中华中医药学会理事,中华中医内科学会委员,甘肃省中医药学会副会长,甘肃中医药学会内科委员会主任委员、名誉主任委员等。现任甘肃省中医院首席主任医师、甘肃中医药大学终身教授、《西部中医药》杂志名誉主编。从1990年12月开始连续六批担任全国老中医药专家学术经验继承工作指导老师,1992年12月被原卫生部、原人事部、国家中医药管理局授予"全国卫生系统模范工作者",1993年10月获国务院政府特殊津贴,1994年7月被甘肃省人民政府授予"甘肃省优秀专家"称号,2004年12月获首届"甘肃省名中医"称号。2006年获中华中医药学会首届"中医药传承特别贡献奖",2007年被国家中医药管理局评为"全国老中医药专家学术经验继承工作优秀指导老师",2009年王自立工作室被中华中医药学会评为"全国先进名医工作室",2010年王自立工作室被国家中医药管理局列为全国名老中医药专家传承工作室建设项目,2013年被国家中医药管理局再次评为"全国老中医药专家学术经验继承工作优秀指导老师"。2017年被人力资源与社会保障部、原国家卫生与计划生育委员会、国家中医药管理局授予"全国名中医"称号。2019年被人力资源与社会保障部、国家卫生健康委员会、国家中医药管理局授予"全国中医药杰出贡献奖"。

(二)学医过程

启蒙老师为家父,自幼侍立案头,耳濡目染,每见其父起沉疴而济民,深感中医乃仁人之术,遂立志杏林。自幼在其父要求下习读《医学从众录》《医学三字经》等书籍,1952年考入兰州市卫生学校学习,1954年8月毕业后分配至甘肃省中医门诊部(甘肃省中医院前身),工作之时,踏实苦干,虚心好学;工作之余,阅读了大量中医典籍,使学识水平和临床能力脱颖而出。1958年8月被调干至全国中医最高学府——北京中医学院(现北京中医药大学)学习。在北京中医学院6年中,系统学习了中医基础理论和经典著作,并得到全国著名中医专家秦伯未、任应秋、董建华、王绵之、刘志明等老师的悉心指点,打下了坚实的中医基础,并使临床诊疗水平日益提高。1964年9月毕业后主动要求回甘肃工作,支援家乡中医事业。回甘肃后继续在甘肃省中医院从事临床一线工作,并在甘肃省名老中医张汉祥、席梁丞、窦伯清等老师的言传身教下,临床经验日益丰富,诊疗水平得到进一步提高。1975年至1978年拜名医席梁丞为师,系统学习了席老的临床经验和学术特点。

(三)学术特长

老师从医60余年,精通临床诸科,尤擅中医脾胃病、肝胆病、热病、血证等的治疗。先后创立了运脾汤及运脾系列方剂等,治疗萎缩性胃炎、消化性溃疡及溃疡性结肠炎。临床论治脾胃病,确立"健脾先运脾,运脾必调气"的治则。论治肝病,提出"治肝必先柔肝,柔肝先养肝"的原则。论治淋证,另辟蹊径,认为其发病多与外感有关,提出"清上源、行气化、利水道以通淋",创清利通淋汤。论治习惯性便秘,不主张峻攻,倡"补而通之",创运肠润通汤。论治外感夹湿,善用清气饮子。遵冬病夏治,创补肺益寿合剂治疗慢性咳喘病。运用补中益气汤从脾论治久咳不愈、气虚失摄之尿血。认为"无积不成痢,痢疾不怕当头下",无论新痢、久痢,宜先用芍药汤合白头翁汤以清除肠道积滞,再依病情调治。论治慢性乙型肝炎,认为以气血阴阳亏虚为本,邪毒内袭为标,宜标本兼顾,常用益气养血、滋阴补肾之剂配合清热解毒之品,并常用贞芪扶正胶囊、虫草冲剂等增强机体抵抗力，以祛邪外出。论治糖尿病，认为饮食疗法为第一要务，宜中西医结合，长期坚持。临证之时，常重用白术治疗肝硬化腹水及便秘；重用川贝、浙贝治疗胃炎、溃疡；重用细辛治疗各种顽痹痛症；重用仙鹤草治疗血证、虚症；常用葛根、川芎治疗头痛、项背强痛；常用马齿苋治疗腹泻；常重用苍术、马齿苋、地骨皮治疗糖尿病。老师业医60余年来，勤求古训，遵仲景，法东垣，学而究源，锲而不舍，积累了丰富的临床经验。主编了《中医胃肠病学》《中医痰病学》《生殖疾病的中医治疗》《古代中医急救医书全集》《中医急诊实用手册》5部著作，参加编写和整理了《中国现代医学家丛书之一·著名中医学家学术经验·席梁丞经验》《中国医学百科全书·中医基础理论》《中医男科临床治疗学》《中国中成药优选》《临床中医内科学》《中医医论医案医方选》《席梁丞治验录》《窦伯清医案》等多部著作。发表了《辨证治疗风温肺热病的临床研究》《补阳还五汤治疗气虚眩晕的体会》《重用细辛治疗痹证的临床体会》《清解活瘀汤治疗湿热病77例分析》《重度心衰治验》《从衰老与肾的关系谈老当益肾》等有独到见解的学术论文10余篇。形成了自己独特的学术思想，在内科、儿科、妇科等方面积累了丰富的临床经验。对温病、脾胃病、肾病、肝病、小儿泄泻、肺炎、惊风和妇女月经不调、不孕症及各种疑难杂症的治疗，尤有独到之处。

学术思想被列为"十五"国家科技攻关计划，"脾色环唇"特色辨证被列为"十二五"国家科技支撑计划。

（四）晚年情怀

老师现已耄耋之年，仍然在为中医药事业奋斗，每周定期上门诊，为广大患者解除病痛，同时，也积极关注中医药事业的发展。现行高校中医教材中添加了西医的诊断及治疗内容，老师认为在授课时应充分强调中医辨证施治的重要性，不能将中医病名与西医病名完全等同，给学生造成生搬硬套之感。中医师承是提高中医临床水平的有效手段，以往师承方式从背诵基础理论、经典篇章开始，由采药、认药及药材加工炮制入手，真正认识和体会药材的属性，再通过跟师临床实践，达到一定年限，考核合格后才允许独立行医。老师认为这种师承方式比较合理，国家先后开展的六批"师带徒"工作，培养了大批中医骨干力量，极大地促进了中医药事业的发展。

当前，中医临床分科有逐步细化的趋势，这是一件好事，有利于临床人员集中精力研究专业问题，但也要引起注意，专业细化不能以丢失中医理论为代价，分科的细化不能照用西医的分科模式。经过60多年的临床探索，中西医结合之路对中医的发展有一定的促进作用，但目前仍存在一些误区，如过度专注于西医诊断，依据西医诊断来开具中医处方，这样就丢失了中医辨证论治的精髓，虽可能取效于一时，但有引中医入歧途的危险，老师建议进一步做此方面的研究与探索。

二、读书心得

老师认为，中医药学是中华民族灿烂文化的重要组成部分，中医成才离不开承接前人经验，读书学习就是承接前人经验最主要的方式之一。因此学习中医，必须重视读书如何得法的问题。

(一)熟读古籍

对于古籍的选择，老师认为，值得推荐的古代医书有《伤寒论》《金匮要略》《黄帝内经》《景岳全书》《千金要方》《本草纲目》《温病条辨》《温热论》《医林改错》等。其中，《伤寒论》《金匮要略》《内经》《类经》《温病条辨》《温热论》《医林改错》等宜精读。《千金要方》《本草纲目》《景岳全书》等书籍可粗读，四大经典是中医的立足之本，习中医者须熟读而习诵之，对其中的重要章节要能够背诵，力求做到临证之时能够自动浮现于脑海中或者能脱口而出。老师认为，在临床中要有悟性，对经文要深刻理解，细心体会，举一反三，各种医学流派是对经方派的有益补充，习中医者均应广泛涉猎以弥补经方之不足。学中医者应通过读古籍体会中医思维方式的独特性。比如与天地四季的取象比类，"合人形，以法四时五形而治""亢则害，承乃制"；与社会人事的取象比类，"十二藏之相使"。这是联想与实践的结合，这一思维在临床中处处可见。后世的"上焦如雾""中焦如沤""下焦如渎"就是一例。由仲景条文观之，许多汤证都有其关键症状。有的靠脉象，如"脉得诸芤动微紧，男子失精，女子梦交，桂枝加龙骨牡蛎汤主之"；有的仅靠二便，如"湿痹之候，小便不利，大便反快，但当利其小便"；有的靠痰声，如"咳而上气，喉中水鸡声，射干麻黄汤主之"。这些汤证并不是仅有一两个症状，而是这一两个症状是关键，每一条文都是一则病例，阅之如亲临现场，这是由证径直到方药的思路。当然这一思维习惯也不是读一两遍条文就能形成的，必须经历症→证→方的过程。《黄帝内经》中对学习中医学的方法，曾做了精辟的阐述，即《素问·著至教论篇》中所谓之"诵、解、别、明、彰"。老师认为这五个方面可以作为学习中医学所需要掌握的主要方法与要求。诵，一是诵读，二是背诵；解，即晓悟、理解之谓；别，即分开、区别之意；明，即在诵、解、别的基础上，明确其义理，谓之"明"；彰，是指能够通过诵、解、别而明了医学理论，用于临床医疗实践，取得显著的效果，并进一步有所阐发，此即谓之"彰"。众所周知，学习的目的在于应用，中医学既有系统完整的理论，又是一门实践性很强的学科，如果脱离实际，崇尚空谈，则既不能于临床解除病人的疾苦，亦无助于中医理论的充实与发展，所以学习中医最忌纸上谈兵。正如前人所说"熟读王叔和，不如临证多"。

（二）注重实践，在实践中提高

作为一门实践性很强的学科，临床实践是中医学的命脉，因而一定要理论与实践相结合，在基础理论指导下加强临床实践，在科学总结临床实践的过程中完善和丰富基础理论。中西医的发展有各自不同的历史背景，中医源于中国古典哲学，以阴阳五行、脏腑经络、气血津液为基础，通过调理整体的阴阳平衡来达到治疗局部疾病的目的。故学习中医者，除应学习中医基础理论外，还应掌握四大经典，了解中国古代哲学，并应多临床、早临床，通过实践验证所学，并以所学来指导实践。由于理论体系的不同，在中医学的学习中，实践具有更重要的意义。

三、临证要诀

中医强调四诊合参，辨证论治为主，结合辨病用药，随症加减。

老师经过多年的理论学习和临床实践，认为辨证是决定治疗的前提和根据，论治是治疗疾病的手段和方法，通过治疗结果又可以检验辨证的准确与否。辨证论治的过程，就是中医认识疾病和解决疾病的过程。只有正确辨证，才能得出正确的治法，开出切合病情的方药，获得满意的疗效。若要准确辨证，必须熟知医理，精于医道，力争达到"望其形而通其神，闻其声而明其圣，问其由而得其工，切其脉而续其巧"之境界，并四诊合参，辨明病机证候，审证求因，审因论治。临证处方之时，不可拘于用某一方来治疗某一疾病，即所谓"医不执方"。有时不同的疾病，若病机相同时，则常用同一方剂治疗，即所谓"医必有方"。辨病论治应同西医诊断学及各种先进科学相结合，改进、演化、发展，优势互补是必由之路。辨证论治是中医学之精华，是中医传统辨病论治的深化和提高，同病异治、异病同治、证同治同等，皆在长期大量的临床实践中得以证实其科学性、先进性及实用性。老师认为，应在辨病范围内辨证，辨证基础上辨病，辨病辨证相结合。只有这样，中医病名及诊断才能达到准确、严谨、清晰、简洁、信息量大、通用性能好、语言规范标准。总而言之，辨病论治和辨证论治是临床诊断学的两大学术理论体系，是临床诊疗的指导理论，也是对疾病病理本质认识的理论。从不同的角度对疾病进行综合分析，用不同的术语进行概括，对疾病做出诊断，指导治疗用药，二者既有共性，又各具特色，应该互相取长补短。

临证须明辨证、病、症之间的相互关系。证为证候，是疾病发生和演变过程中某阶段病机本质的反映，它以某些相关的脉症，在中医理论指导下，不同程度地揭示疾病的病因、病机、病位、病性、病势等，为论治提供依据；病指疾病，是在病因作用和正虚邪盛条件下，体内出现的具有一定发展规律的邪正交争、阴阳失调的全部演变过程，具体表现在若干特定的症状和各阶段相应的证候；症即症状，是患者自己感到的异常变化及医者通过四诊等手段获得的形体上的异常特征，是疾病和证候的外在表现。证、病、症三者之间存在着有机的联系，若将中医诊疗系统看作是一个平面坐标系，疾病即是其横坐标，证候则是其纵坐标，症状便是对其进行定位的坐标点。中医治病的过程，就是在中医理论指导下将四诊资料进行归纳、总结，辨识其证候，然后在辨证的基础上立法、遣方、用药。临床上无论古方、名方、效方、验方，并无优劣之分，都是针对中医证候而设，非为西医疾病的病名而设，且每一方对应和契合的是相对稳定的证候，两证同见则仅出现在某一疾病的某个特定阶段。故全面的症状采集及辨识疾病都是为更好地辨证服务的，准确辨证不仅是正确治疗的前提及取得临床疗效的关键，还是判断病情轻重及其转归的依据。临证之时，在熟练运用辨证论治的基础上，宜结合辨病用药、随症加减以提高疗效。

四、杏林耕耘

老师在注重临床工作的同时，也非常注重学科建设、学术交流、理论研究及中医传承等工作。

（一）创建学科

1987年老师在甘肃省中医院大内科的基础上创建了消化科（现正式命名为脾胃病科），继于1992年创建肾病科，退休后依然担任消化科和肾病科的技术指导。消化科在创立之初，科室成员大多为年轻医务人员，为了使中医事业后继有人，老师十分重视对青年医生的传、帮、带，耐心指导青年医务工作者的临床实践。年复一年，他们受益匪浅，也为科室培养了一批又一批的人才，为医院日后的发展打下了坚实的基础。如今脾胃病科已成为国家重点专科、甘肃省中医药管理局重点专科、甘肃省卫生厅临床重点学科。肾病科也已成为甘肃省中医药管理局重点专科。

（二）组建学会

1985年老师受原甘肃省卫生厅委托，组建了甘肃省中医药学会内科专业委员会。委员会成立后每年都在甘肃省各地区举行学术年会，为全省各地县中医业务骨干提供了一个进行理论探讨、经验交流的学习平台。每次年会之后，老师都会在当地组织省级专家进行义诊，尽各自所能为当地群众解除病痛，受到广大患者及当地政府的好评。1990年老师在担任甘肃省中医内科学会主任委员期间，组织甘肃省知名专家赴庆阳革命老区南梁、华池等地，为红军院的老红军们进行义诊，在当地引起了强烈反响。在老师的组织、推动下，甘肃中医内科学会作为甘肃省学会下属的二级学会，不仅定期举办学术交流会，还创建了专刊——《甘肃中医内科通讯》，给广大的中医药工作者提供了一个学术交流的平台，此举在全国也属罕见。《甘肃中医内科通讯》在业界受到了广泛的赞誉，得到原甘肃省卫生厅的表彰，也成为《甘肃中医》杂志的前身。

（三）举办杂志

1988年老师受原甘肃省卫生厅和甘肃省中医药管理局委托，创办《甘肃中医》杂志，并担任主编达15年。在这15年期间，杂志由季刊发展为双月刊，又发展为月刊。《甘肃中医》杂志先后荣获"中国中医优秀期刊（三等奖）""甘肃省优秀期刊"等称号。编辑部也被原甘肃省卫生厅授予"甘肃促进中医药学术交流先进集体"。目前，《甘肃中医》已更名为《西部中医药》，已被列入国家科技核心期刊名录，并被列入《国家级期刊名录》。

（四）薪火相传

老师1990年被原卫生部、原人事部、国家中医药管理局确定为首批全国

500名老中医药专家学术经验继承工作指导老师,此后连续6次担任国家级名老中医经验继承指导老师,2013年老师又被国家中医药管理局确定为第一批中医药传承博士后合作导师。老师治学严谨,带教认真,学生拜入老师门下之前,老师都会告诫学生:"跟我学习是件吃苦的事情,不但要完成你们的本职工作,还要按我的要求学习、背诵经典。我每次出诊,不管你是科主任还是管床医生,都必须到,并按时完成日记、周记、月记。"老师治学严谨,因材施教,循循善诱,毫无保留地将自己的学术思想与临床经验传给后学,使中医药事业生生不息、薪火相传。2006年老师被中华中医药学会授予"首届中医药传承特别贡献奖";2007年和2013年又分别被评为第三、第四批"全国老中医药专家学术经验继承工作优秀指导老师",其学生也分别被评为第三、第四批"全国老中医药专家学术经验继承工作优秀继承人"。

五、寄语后学

孙思邈《大医精诚》说:"凡大医治病,必当安神定志,无欲无求,先发大慈恻隐之心,誓愿普救含灵之苦,……勿避险巇、昼夜、寒暑、饥渴、疲劳,一心赴救,无作功夫形迹之心。如此可为苍生大医。"当代中国医务工作者应以自己的实际行动,践行"大医精诚"。现阶段中医药事业虽然取得一定进步,但也存在许多误区,如生搬硬套西医诊断,丧失中医辨证论治的精髓,有引中医入歧途之虞,建议进一步做这方面的研究与探索工作。目前全国中医院或多或少都存在生存压力加大、在夹缝中求生存的问题,虽然国家和各地政府都有相关政策法规出台,但执行力度不大,应加强之。同时加强中医人才培养的力度。中医临床分科有逐步细化的趋势,这是一件好事,有利于临床工作人员集中精力研究专业问题,但要注意,专业细化不能以丢失辨证论治为代价。因此,寄望于后学:一是"医者,仁人之术",一定要竭心为患者服务;二是要努力为中医药的发展做出贡献。

第二章 学术思想与临证经验综述

老师治学态度严谨，遵仲景，法东垣，学而究源，锲而不舍；研《内经》，探《伤寒》，百读不厌，坚持不懈。对历代各家中医名著潜心研读，反复揣摩，颇有心得。

老师师古而不泥古，博采众长，临证力主四诊合参，辨证论治；善用经方，但不排斥时方。他认为现代社会科学技术发展日新月异，中医走向现代化势在必行。因此，中医药工作者要尽可能多地掌握现代科技知识，在保持中医特色的同时，取现代医学之长，补中医自身之短，虽耄耋之年，仍手不释卷，不仅对古典医学名著精研细钻，对现代各类医学期刊亦广泛涉猎，不断更新知识，开阔眼界。

60余年来，老师积累了丰富的临床经验，精通临床诸科，尤擅长于中医脾胃病、肝胆病、热病、血证、男科病、妇科病的治疗。对消化系统疑难病的诊治有较高的造诣。老师强调健脾勿伤阴，养阴莫碍胃，力倡健脾先运脾，治肝必柔肝，创立运脾汤及运脾系列方等，治疗萎缩性胃炎、胃和十二指肠溃疡及溃疡性结肠炎，疗效显著。现将老师的学术思想及临证经验浅述于下。

一、学术思想

(一)运脾思想

1.脾失健运、升降失常乃脾胃病的病机关键

脾胃为后天之本，气血化生之源，系全身气机升降运动之枢纽。一旦脾胃功能受损，运化失健，升降失常，枢机不利，清浊不分，相干于中，变生百病，若脾胃一败，化源断绝，诸药莫救。脾胃功能主要通过脾气来实现，而脾气极易为各种因素所耗伤，正如《内经》所说"饮食自倍，肠胃乃伤""劳则气耗""思则气结"。脾胃病常以气虚为本、运化失健为基本特点，亦即"实则阳明，虚则太阴"之理。脾失健运，则胃难和降，升降失常，清浊相干，由虚致实，产生痰饮、湿阻、食积、气滞、血瘀等，形成虚实夹杂之证。故脾胃病以本虚为主，常由虚致实，虚实夹杂；以升降失常为主要病机，以脾气不行为主要矛

盾，兼见痰饮内停、气滞血瘀等。

2."健脾先运脾，运脾必调气"思想的提出

老师认为治疗脾胃病既离不开一个"补"字，又不能单纯施补而不顾其实。应该从动态的观点出发，以健脾助运、调整升降为要。滋补药品多有滋腻碍脾、壅滞胀满之嫌，久用易致脾胃之气停滞不行，变生他证。若由虚致实，过用滋补则犯"实实之戒"。而通过健脾促运、调气和胃之剂，可以使脾气得运，从而避免了滋补所致之壅滞。所以运脾的关键不在于直接补益脾胃，而在于通过调理气机以促进运化，即"脾以运为健、以运为补"。故临证之时"健脾先运脾，运脾必调气"，此乃运脾思想之精华，已成为老师治疗脾胃病的大法、通则。

3.重视脾胃功能，时时顾护胃气，形成独特的运脾思想

老师临证之时，非常重视脾胃功能的调理，时时处处顾护胃气，主张用药宜轻灵，攻补应适宜，当动静结合，行止并用。用药之时力求攻勿伤正，慎用苦寒攻下之剂以防伤脾败胃，宜小剂量投入，中病即止，如大黄仅用 1～3g。补勿敛邪，滋补药中酌配健脾助运之剂以防碍脾妨胃，临证之时常在方中酌加枳壳、石菖蒲、炒麦芽、陈皮、仙鹤草等药以促进脾胃运化。由此从最初运脾汤的应用逐渐发展、完善，最终形成了完整的运脾思想。

4.创立运脾汤补运同举，作为治疗脾虚失运证的首选方剂

老师在总结前人经验的基础上，结合自己多年的临床实践，针对脾虚失运证，创立运脾汤补运同举，获得满意的临床疗效。基本药物组成：党参、白术、茯苓、佛手、枳壳、石菖蒲、炒麦芽、仙鹤草。方义分析：方中党参、白术、仙鹤草益气健脾以助运，其中党参健脾益气，"为强壮健胃药，用于一切衰弱证，能辅助胃肠之消化"（《现代实用中药》）；白术"既能燥湿实脾，复能缓脾生津，健食消谷，为脾脏补气第一要药"（《本草求真》）；仙鹤草又名脱力草，功能健脾补肾，调补气血，且补而不腻；茯苓健脾渗湿；佛手气清香而不燥烈，性温和而不峻，既能舒畅脾胃滞气，又可疏理肝气以防木郁克土，且无耗气伤津之弊；枳壳善能理气宽中，行气消胀，"健脾开胃，调五脏，下气，止呃逆"（《日华子本草》），"消心下痞塞之痰，泻腹中滞塞之气，推胃中隔宿之食，削腹内连年之积"（《珍珠囊补遗药性赋》），与佛手合用则突出运脾调气之功，现代药理研究表明枳壳水煎剂能促进实验动物胃肠蠕动而有规律；"炒麦芽健脾化湿和中，宽肠下气通便，消一切米面诸果食积"（《景岳全书》），兼能疏肝理

气；石菖蒲芳香醒脾，化湿和胃，《本草从新》谓其"辛苦而温，芳香而散，开心孔，利九窍，去湿除风，逐痰消积，开胃宽中"。诸药合用，该方既补气以助运，更调气以健运，使痰湿无由以生，则脾胃无由阻滞；兼以肝脾共调，脾肾双补，使脏腑调畅，则脾运复健，升降如常，诸病自除。加减用药方面，老师强调宜少而精，临证之时需灵活掌握。若气虚明显者加黄芪；中虚有寒者加高良姜、香附；阴血亏虚者加当归、白芍；气滞明显者加香附、砂仁；兼有痰湿者加半夏、陈皮；湿盛苔厚腻者去党参，加苍术、厚朴；有郁热者加浙贝、连翘、黄芩；有便秘者在重用白术、枳壳、炒麦芽的基础上，酌加郁李仁、肉苁蓉、槟榔；若肝郁犯胃而泛酸者加浙贝、黄连、吴茱萸；食积呃逆者加鸡内金、生姜；痰积者加瓜蒌、浙贝；确诊为萎缩性胃炎或久病入络者加莪术、川芎、郁金。

临床上不仅消化系统疾病诸如胃痛、胃痞、纳呆、呃逆、泛酸、反胃、呕吐、胆胀、腹胀、腹痛、泄泻等属脾虚失运者，用运脾汤治疗获得显效；而且各科疑难杂病如肾衰所致的恶心、呕吐，减肥、节食过度、大病、重病后出现的厌食、纳呆，神经肌肉病变所致之四肢软弱无力，颜面锈斑、黄褐斑等属脾虚失运者，亦可以本方取效。现已成为治疗消化性溃疡、溃疡性结肠炎、胃肠功能紊乱、各种急慢性胃炎及食管炎等病属脾虚失运的常用及首选方剂。

（二）柔肝思想

柔肝思想是老师在治疗肝病上的独到学术思想，在此思想指导下，老师治疗多种肝病和因肝病影响而致的他脏之病，疗效卓著。主要内容包括：

1.顺应肝的生理特性，是治疗肝病的根本落脚点

中医认为，肝的生理特性主要有肝气主升，与春气相应；肝为刚脏，体阴而用阳，喜条达而恶抑郁。老师曰："刚者刚强、刚毅，不可压抑之意也。"肝性喜条达，主生发，与春季生发之气相应，古人认为肝的这一特性像春天的树木一样条达舒畅，充满生机，有生发舒展、不可压抑的特点。且肝体阴而用阳，体阴是指肝藏血，以制约肝的阳气升腾，勿使其过亢，主濡养头目及四肢；用阳是指正常的肝气和肝阳是使肝脏生发和条达的一种能力。肝性刚而喜柔，在病理上常以阴血亏虚为多。为此，老师强调：肝的一切病变，都与其生理特性受到压抑扼制有关，是肝失条达而致。在治疗肝病时用柔肝法，是治疗肝病的根本落脚点。

2.以柔为养、顺达为主，是治疗肝病的基础和关键

老师常说：治肝之法甚多，唯柔肝之法最顺肝刚烈之性，不可填塞峻补过猛，亦不可行气活血、通利熄风过峻。以甘缓养血育阴之药滋柔肝体，使其顺达和畅，从而达到疏肝健脾养血的目的。因此在治疗肝病时应采用调和疏导之法，从其特性，顺其自然，以柔克刚，以柔为养，顺达为主，使肝脏保持一种舒展畅达的状态，才能从根本上治疗肝病，乃至治疗由肝病引起的他脏之病。

3.养肝血、柔肝体、疏肝气，是柔肝的手段和途径

气血运行的正常与否，是维持人体正常生命活动的根本。肝的主要生理功能有两个，一是主藏血，即储藏血液、调节血量；二是主疏泄，即具有疏通气机和畅达气血的功能。肝的两大生理功能决定了它与气血的关系密不可分，因而也就决定了肝在人体正常生命活动中的重要作用。从血的运行来讲，需要肝所藏血的及时适量供应，需要心肺之气的推动和脾气的统摄，更需要肝之疏泄功能的协助，才能保持气机的调畅，使血行畅通无阻。另外，肝体阴而用阳，它既是藏血之脏，又赖于血的濡养，肝血充盈，肝体柔和，阴能涵阳，肝气才能条达、畅茂，则阴阳相对平衡而无病。因此，老师提出柔肝先养肝，通过养肝血、柔肝体、疏肝气，使肝气条达，血脉得养，肝病得治。若见肝之病先疏肝，往往易致温燥伤阴，适得其反。

4.常用柔肝方剂

(1)滋阴养血柔肝：一贯煎。

　　生地15g　　沙参15g　　枸杞子15g　　麦冬10g

　　当归10g　　川楝子6g　　甘草6g

(2)解郁养血柔肝：逍遥散。

　　柴胡15g　　白芍20g　　当归15g　　茯苓10g

　　白术12g　　薄荷6g　　炙甘草6g　　生姜3片

(3)益气养阴柔肝：参芪地黄汤。

　　党参30g　　黄芪30g　　生地24g　　山萸肉15g

　　山药10g　　茯苓10g　　泽泻10g　　牡丹皮10g

(4)生津润燥柔肝：沙参麦冬汤。

　　沙参30g　　麦冬10g　　玉竹10g　　白扁豆10g

　　天花粉30g　　桑叶10g　　甘草6g

（5）健脾养血柔肝：归芍运脾汤。

当归15g	白芍15g	党参20g	白术15g
茯苓10g	枳壳10g	佛手10g	麦芽10g
石菖蒲6g	仙鹤草15g		

上述五种方剂，临床辨证应用，多获良效。

（三）温阳思想

阳气对于人体之重要，犹如太阳与天体的关系，不可或缺，是生命的根本和动力。郑钦安云："坎中一息真阳，乃人体安身立命之本。"坎中真阳即肾阳也，为人体阳气之根本。

人体基本病理变化是阴阳失调，而其中以阳气受损和阳气失常为先导。《生气通天论》云："凡阴阳之要，阳密乃固，两者不和，若春无秋，若冬无夏。因而和之，是谓圣度。故阳强不能密，阴气乃绝。"造成阳气受损为病的因素是多方面的，风寒暑湿之邪、饮食不节及情志劳倦等均能损伤阳气而引起不同类型的病证。其中以寒邪伤阳为主要因素，故曰："因于寒，欲如运枢，起居如惊，神气乃浮；……四维相代，阳气乃竭。"因此老师临证之时喜用桂枝汤、桂枝加附子汤、四逆汤、真武汤、附子汤等以扶助阳气。

阳气虽然贵为至宝，但"亢则害，承乃制"，如果阳气过于亢盛，或运行失调，阻隔不通，亦可为邪为害，故《素问·阴阳应象大论篇》云："壮火之气衰，少火之气壮。壮火食气，气食少火。壮火散气，少火生气。"《素问·生气通天论篇》更进一步指出："阳气者，烦劳则张，精气绝，辟积于夏，使人煎厥。"所以，老师在温阳的同时，始终不忘"谨察阴阳所在而调之，以平为期"。

（四）辨湿思想

老师认为湿邪伤人，或从外受，或从内生，或从寒化，或从热化，但总离不开脾胃运化功能失司。易受外湿者，脾胃本虚，或已有内湿停滞，同气相求则感受湿邪。如章虚谷所云："湿土之气，同类相召，故湿热之邪，始虽外受，终归脾胃也。"湿浊内生者，因恣食生冷、过食肥甘，导致脾失健运，脾虚而湿生。故老师提出湿之为患，脾虚为本。正如陈无择所言："内外所感，皆由脾气虚弱，而湿邪乘而袭之。"湿邪的产生虽与脾胃关系密切，但亦与肺、肾功能失调有关，肺失宣降，水津不布，水聚成湿；肾主蒸化水液，若肾阳不足，蒸化无力，水不化气，而致水湿停留。湿邪的产生与肺、脾、肾三脏有关，其治亦不离肺、脾、肾三脏。湿邪在上焦，治当开肺气，所谓"气化湿亦化，气行则水行"；湿停中焦，或湿盛困脾之证，当健脾与除湿共施，健脾以绝生湿之源，除湿又有助脾之健运，诚如丹溪所云"治湿不理脾胃，非其治也""治湿当健脾，脾旺湿自绝"；湿邪在中、下二焦，《医学启源》谓"治湿不利小便，非其治也……气味相合，上下分消，其湿气得以宣通矣"。叶天士《临证指南医案》云"总之，肾阳充旺，脾土健运，自无寒湿诸症。肺金清肃之气下降，膀胱之气化通调，自无湿火、湿热、暑湿诸症"。

在治湿的过程中老师创立了许多疗效显著的经验方，其中以清上源、行气化、利水道以通淋的清利通淋汤、治疗湿滞脾胃证的藿朴化浊汤最具代表性。

（五）养生思想

中国几千年的文化传承中形成了许多独具特色的文化形态。我国悠久的中医药学和饮食、茶道等一起构成了独具东方魅力的文化，其中，中医养生是中国传统文化的重要组成部分，是中医学的一大特色。

《黄帝内经·素问》第一篇即指出人的寿命与后天的调养密切相关，如"其知道者，法于阴阳，和于术数，食饮有节，起居有常，不妄作劳，故能形与神俱，而尽终其天年，度百岁乃去。今时之人不然也，以酒为浆，以妄为常，醉以入房，以欲竭其精，以耗散其真，不知持满，不时御神，务快其心，逆于生乐，起居无节，故半百而衰也"。同时在第一篇最后一节指出，根据养生水平的不同，有真人、至人、圣人、贤人之分，其寿命也不同。生活中虽然没有如此细致的划分，但通过养生可以延长人的寿命、提高人的生活质量，却是不争的事实。近年来，随着我国社会经济的发展，人民生活水平不断提高，如何提高生活质量逐渐成为人们谈论的热点话题，养生和养生学越来越受到人们的关注。老师认为"进补"不是第一要素，应注意饮食起居规律及情志的调畅，方能形与神俱，尽终其天年，度百岁乃去。

二、临证经验

（一）活用经方，善用时方

老师熟读经书，精研伤寒，善用经方，认为经方为诸方之祖，为医者当反复揣摩，烂熟于胸。在经方的应用上，提倡遵其法而不泥其方，师其方而不囿其药，用其药而不拘其量，宜灵机圆活，合理变通。临床上常在辨证的基础上选用桂枝汤、小柴胡汤、麻黄附子细辛汤等方加减治疗感冒;用麻杏石甘汤、小青龙汤、苓桂术甘汤等方治疗气管炎、肺炎;用理中汤、吴茱萸汤、大小建中汤等方治疗各种虚寒性胃病;用真武汤、五苓散等方治疗各种水肿。并常辨证运用一贯煎、逍遥散、龙胆泻肝汤、大柴胡汤、柴胡疏肝散等方治疗肝病;用四神汤、六神汤、痛泻要方、芍药汤、葛根芩连汤等方治疗泄泻;用温胆汤、补阳还五汤、柴胡疏肝散等方治疗梅尼埃病及颈性眩晕;用养阴清肺汤、沙参麦冬汤、蒌贝二陈合三子养亲汤等方治疗上呼吸道感染;用完带汤、易黄汤、逍遥散、当归芍药散、温经汤、温脐化湿汤等方治疗带下、月经不调、痛经等病。

（二）创立验方,冬病夏治

慢性支气管炎、肺气肿、支气管扩张、过敏性哮喘等疾病常反复发作,经久难愈,其症以咳、喘、痰、嗽为主,多于冬季加重,夏季减轻。究其之为病,多系年老体弱之人,脾肾阴阳交亏、脾虚失运,肾虚不化、水湿聚为痰浊,上蕴于肺、久成窠臼,遂成宿疾,阻碍肺气之宣发肃降;入冬则阴盛而阳衰,痰浊每随风寒而动则病情加重;入夏阳气转盛,痰浊阴邪潜伏于内,则症状减轻。对于此类顽疾,宜在发作之时治其标、消息之时缓图其本。遵"冬病夏治"及"春夏养阳、秋冬养阴"之经旨,老师创制"补肺固本合剂""补肺益寿合剂"治疗本病,既调补脾肾以扶正固本,又止咳化痰以祛邪达标,标本兼顾,疗效显著。

（三）感冒的辨治经验

感冒是临床最常见的疾病之一,四季均可发病。当前,随着流行性感冒的多方位暴发和流感病毒的变异升级,医者防不胜防,疗效往往不尽人意,因此感冒也成为最难治的疾病之一。

老师对久治不愈的外感,有独到的见解和治疗方法。他认为病毒之所谓毒者,与中医之热毒、湿毒有相似之处,尤其与湿之缠绵难去、久治不愈极为类似,故提出外感日久不愈,一看虚,二看湿。他说:"常易治而变难愈,知常达变,此医之要也。"

一看虚,是看有无虚证,外感日久不愈,正气易伤,故应细辨之。而且应分析气虚、阴虚、阳虚、血虚之不同。气虚外感见体虚无力、气短懒言,宜用参苏饮治之;阴虚外感,以咽痛口渴为特征,从阴津不足考虑,宜滋养阴津,以养阴清肺汤治之；阳虚外感，恶寒较甚，形寒肢冷，宜参附再造丸治之；血虚外感多见于失血之后，宜葱白七味饮治之；另外还有气阴两虚之外感，药常用太子参、北沙参、麦冬、玉竹、枸杞子、僵蚕治之。

二看湿，是看有无夹湿。湿为阴邪，其性黏腻难化，许多感冒缠绵难愈的病人前来就诊时见疲乏无力、脘闷纳呆、舌苔白腻，此时应考虑湿邪的问题，外感夹湿，湿邪不去，病则难愈。

在外感夹湿的治疗上，老师用清气饮子一方，屡用屡效。尤其对小儿发热，无论内伤外感，见发热、恶心、呕吐，均用清气饮子解表化湿。若湿重者，用三仁汤、藿香正气散治疗。

（四）咽痛的辨治经验

治疗咽痛老师常选用养阴清肺汤加减而获效。养阴清肺汤源自《重楼玉钥》，主治素体阴虚蕴热复感燥气疫毒时邪所致之白喉，现临床白喉已不多见，但上呼吸道感染反复发作者其病机与白喉一致。临证之时，若见咽喉肿痛明显、充血、淋巴滤泡增生及扁桃体充血肿大者，加青果、僵蚕、王不留、白芥子以清热疏风、利咽解毒；咳甚痰少者，加桑白皮、地骨皮以清肺止咳；痰多者加紫菀、枇杷叶以化痰止咳；痰多伴胸闷者，加瓜蒌、浙贝、杏仁、白芥子以化痰止咳、宽胸理气。

（五）咳嗽的辨治经验

老师认为，新咳易治、久咳难医。久咳之人，一看虚，二看湿。虚证当分气、阴之不同，对于肺脾气虚久咳不止者，遵"损其肺者益其气"之经旨，治以培土生金法，常以补中益气汤加减；对于阴虚燥咳不止，偏肺胃阴虚者，以沙参麦冬汤为主，偏肺肾阴虚者，以六味地黄汤为主，若兼有外感风热而致咽喉肿痛、扁桃体肿大者则首选养阴清肺汤，偏肝肺阴虚、木火刑金者，以一贯煎为主，均酌加紫菀、枇杷叶、杏仁等宣肺止咳之品。"脾为生痰之源，肺为贮痰之器"，脾虚失运，聚湿生痰，上贮于肺，肺失宣肃，治以健脾化痰、宣肺止咳，常选蒌贝二陈合三子养亲汤化裁，继以补中益气汤善后；若兼外感者，常选清气饮子化裁。

（六）便秘的辨治经验

便秘当分虚实论治。实者宜攻，虚者当补。若邪滞不去，日久暗耗气阴；或反复使用泻下之剂，耗伤津气，终致阴亏肠腑失于濡润，气虚肠道运行无力，大便排出日益艰涩，形成久秘(习惯性便秘)。倘再施以峻泻，大便虽得一时之畅，然必重伤津气，则如雪上加霜。老师自拟运肠润通汤攻补兼施，寓攻于守，以补虚运肠为主，俟气复津回，肠腑得以润降，则便秘自愈。基本方药：白术、枳壳、党参、郁李仁、肉苁蓉、槟榔、炒麦芽等。临证之时，诸药宜从小量用起，逐步加量，并当随症加减。常加大黄1~3g以引气下行，导滞而不伤正，加杏仁10g既润肠通便，又宣降肺气以"提壶揭盖"。

(七)胃痞的辨治经验

胃痞一病，古无此名，首次于1982年武汉内科学会上提出，并于1987年全国消化学会兰州会议上正式将"萎缩性胃炎"命名为中医之"胃痞"。其主症为"正心下痞，按之濡"，特点为胃脘部痞满、闷塞不通，可伴饱胀、食后停滞、呃逆、嗳气等，有别于大陷胸证(急腹症)"心下痛，按之石硬""从心下至少硬满而痛，不可近"。随着胃镜的普及，本病的诊断率日益增加且有年轻化趋势。老师在辨证论治的基础上结合辨病用药，疗效显著。临床常分为以下五型论治。

1.脾虚不运

脾以运为健，以运为补，健脾先运脾，运脾必调气，首选运脾汤补运同举，临证之时可酌加活血化瘀之丹参、莪术，清解郁热之连翘、黄芩等。

2.肝胃不和

以胀闷为主，甚则及胁者，以四逆散化裁，疼痛者用柴胡疏肝散。

3.湿热滞中

以苔黄厚腻为要点，常以柴平汤加减，热重者酌加黄芩、连翘、滑石等。

4.胃阴不足，肠燥津亏

以舌红少苔、脉细、便结为特点，常以沙参麦冬汤加减，若单用行气消胀则更伤阴津。

5.气虚血瘀

以胃脘胀闷、痛如针刺、舌质紫暗为要点，常以补阳还五汤加减。

(八)泄泻的辨治经验

古来治疗泄泻方法诸多，且分类亦多。《难经》所载有五泄，总结如下：一为胃泄，饮食不化；二为脾泄，呕逆，腹胀；三为大肠泄，大便苍白，肠鸣切痛；四为小肠泄，便脓血，小腹痛；五为大瘕泄，里急后重；数至圊而不能便，茎中痛。凡此所举，究其病因都与湿邪有关。经云："诸病水液，澄澈清冷，皆属于寒""湿盛则濡泄""清气在下，则生飧泄""肾开窍于二阴，司开阖，主大小便"。王叔和亦云："湿多成五泄，肠走若奔雷。"老师认为"无湿不成泄"，泄泻之成，多责之于脾肾二脏。脾主运化，肾主闭藏。若脾虚失运，津聚成湿，下注肠道而为泻。日久及肾，命门火衰，无以煦土，土不制水，水饮直走大肠而为泄。故治泻之法，不离脾肾。

临床所见，若脾虚饮停者，常用苓桂术甘汤；脾虚湿盛者，常用平陈汤、六神汤；湿郁化热者，先予芍药汤；肾阳虚者，用真武汤；脾肾俱虚者，用四神汤等。然临证之时，不可拘于温补脾肾，须结合患者年龄老幼、体质强弱、病程新久、有无兼证，分清寒热虚实，辨证施治，并灵活运用《医宗必读》之治泄九法以提高疗效。

三、用药经验

老师在药物的选用和药品的剂量掌握上，积累了丰富的经验，轻重缓急，法度精当，真正做到了"用药如用兵"。

（一）轻用大黄，调和胃肠

大黄，号称将军，有斩关夺门之力，能荡涤胃肠积滞，临床应用较广。老师常在健脾和胃方中少佐大黄1～3g，效果良好。大黄轻用，既不引起苦寒而败胃，也不致药后泻下。药理实验也证实，大黄小剂量（1～3g）不会出现腹泻，是其所含鞣质的收敛作用在小剂量时掩盖了其含量过小的泻下成分的缘故。说明大黄轻用，确实有和胃降逆而促脾运的作用。

（二）轻用升麻、柴胡，提升阳气

升麻辛苦微寒，入肺、脾经，具有散风解毒、透络升提的作用；柴胡苦辛微寒，入肝胆经，具有退热、疏肝、解郁的作用。两药常用剂量一般为3～10g。老师在运用补中益气汤方时，特别强调升麻、柴胡的用量，只能用1～2g，指出升麻量大即失其升提之效而只是解毒，柴胡量大则仅存解热之功，而二药轻用时只求其上升之性，所谓一巧拨千斤。现代研究表明二药对其他药物有明显的协同作用，并能增加这些药物的作用强度。补中益气汤中轻用升麻、柴胡与参芪合用可使衰弱之胃肠恢复正常功能，使人体得到营养物质的补充，从而发挥升阳之力。

（三）轻用荆芥，开腠理、透邪出

老师对银翘散中荆芥的用量，有独到的见解。荆芥有辛、温之性，入肺、肝二经，具有解表祛风之功用。银翘散本为辛凉解表之方，治疗外感风热、热重于风之证，原方中荆芥用量为10g。老师认为，荆芥具有辛温之性，用于辛凉解表剂中，取其开腠理、透邪外出之效，因其辛温，发汗力强，故而临床应用时应根据患者出汗情况调整用量。有汗则荆芥量少，一般用3g；无汗则荆芥量稍大，一般用5g。总而言之，只能轻用，不可重取。

（四）以调整枳壳用量来调整运脾之力

枳壳性缓，具有理气宽中、消食化痰、散积消痞的作用，一般常用量为3～10g。现代医学研究表明枳壳可使胃肠运动节律增强，具有促进胃肠蠕动的作用，故而老师确定枳壳为运脾的关键之品，并以枳壳用量之不同来调整运脾之力的大小，脾虚不运轻者，一般用量10～15g，起小运之效；脾虚不运重者，一般用20～30g，取中运之力；脾虚不运重甚者，一般用45～60g，收大运之功，临证需灵活掌握。

（五）益母草活用调经

益母草又名坤草，为妇科常用药。该药味辛、微苦，性微寒，入心、肺、肾经，具有活血调经、利尿消肿的作用。老师认为益母草具有双向调经的功效，所以临证对于经行不畅、经期腹痛甚者，用量较少，一般为10～15g，取其活血调经的作用；对于月经过多、崩漏者，用量较大，一般为20～30g，取其止血调经的作用。对月经不调患者，多仔细询问其经期，经前用益母草量小，经后用该药量大，取经前活血、经后止血之意，验之临床每获良效。

另外，因益母草具活血利水消肿之功，故泌尿系统疾病如肾炎、肾病综合征、膀胱炎等见水肿、癃闭之症亦多用之。

（六）重用仙鹤草益气

仙鹤草，又名脱力草，为止血药，性苦、涩，味平，入肺、肝、脾经，具有止血、强体、消肿的功效。其脱力草之名，来自民间，指该药具有很强的益气强体之效。老师在多年临床实践中，对仙鹤草的应用积累了丰富的经验。如胃肠病脾虚证中，加入仙鹤草15～30g，可起到益气健脾的作用；妇人经血过多兼气虚者，用仙鹤草30～45g，可起到益气统血的作用；咳嗽久而不愈，加入仙鹤草30g，可益肺止咳；心悸怔忡有气虚、阴虚之象者，加仙鹤草15～30g，可益心气而治心悸；肾病而致的腰痛，用仙鹤草30g，可益肾强腰；贫血衰弱、脱力劳伤者用之亦有良效。

（七）重用白术治疗便秘

对习惯性便秘患者，一般服"增水行舟"、润肠通便之剂无效的顽固病例，老师多重用白术30～120g，配生地30g、升麻30g、枳壳15g以取效。白术味甘、苦，性温，入脾、肺二经，具有补脾益气、燥湿利水、固表止汗之功。用以治疗脾胃虚弱，胸腹胀满，食欲不振，泄泻等症。白术重用，以其气味芳香，可助脾健运，加之生地之凉润，少佐升麻，取升清降浊之意，升麻入肺经宣上通下，肺与大肠相表里，肺气宣降有常，大肠传导功能方可正常。

（八）重用细辛治疗痹证

细辛临床之应用，世俗习用小量，素有辛不过钱之说。《本草经疏》曰："细辛，其性升燥发散，即入风药，亦不可过五分，以其气味俱厚而性过烈耳。"现代药物书中均记载细辛常用量为1～3g。老师治疗风、寒、湿、痹及顽痹之时，在辨证主方中重用细辛达30～80g，经多年观察多数人无明显不适或出现毒副反应，少数人有轻微舌麻、咽干，但不影响继续治疗。细辛药理实验证实其对动物有解热、镇痛作用，其所含挥发油有毒性，对动物心肌、平滑肌有直接抑制作用。因其所含毒性多由挥发油而致，老师认为细辛在煎煮过程中，其挥发油的散逸降低了毒性成分含量，故要求煎煮时间要长。

中篇

王自立教授学术思想

第一章　运脾思想

《脾胃论》有云："内伤脾胃，百病由生。"脾为后天之本，统帅四脏，为人体气机升降之枢纽。调理脾胃，可使气血生化有源，人体水液代谢正常；调理脾胃可以达到调治其他四脏病变的目的；调理脾胃可以使人体气机升降功能正常。调理脾胃气机是防病治病的根本。如何调理脾胃？老师业医60余年，擅长中医脾胃病的调治，根据脾的生理功能及病机特点，提出治疗脾胃病"以运为健，以运为补"的指导思想，倡导"健脾先运脾，运脾必调气"的调治方法，强调调理脾胃在临床上的重要性，临证之时不忘顾护脾胃，形成了独特的运脾思想。

一、运脾的来源

"运脾"一词见于《本草崇原》："凡欲补脾，则用白术；凡欲运脾，则用苍术；欲补运相兼，则相兼而用。如补多运少，则白术多而苍术少；运多补少，则苍术多而白术少。"《本草崇原》虽言"运脾"但未言明"运脾"之意，只是对白术与苍术的性味、功效、主治加以区别，如"二术性有和暴之殊，用有缓急之别……白术性和而不烈，苍术性燥而烈。白术味甘，苍术兼苦；白术止汗，苍术发汗"。

二、运脾法的提出

当代医家江育仁教授认为"小儿时期的体质特点为'脾常不足'，所以易患脾胃疾病。在治疗上偏补则壅碍气机，峻削则损脾伤正，因此，必须掌握病情的实质，时时维护脾气为主，方不致偾事"。其提出"运脾法"治疗小儿脾胃病，认为"脾健不在补贵在运""欲健脾者，旨在运脾；欲使脾健，则不在补而贵在运也"。这里需要指出的是江育仁教授以苍术作为主要的助运药，而老师以枳壳作为主要的助运药。老师的"运脾"是着眼点于恢复、改善、加强脾胃的动力，是通过理气药的应用来激发、推动脾胃功能的正常运转。根据药物之间比例的变化，有小运、中运、大运之分。

三、运脾思想的理论基础

（一）脾的主要生理功能

1.脾主运化

"脾主运化"是指脾将饮食水谷消化成精微物质，并吸收转输到全身各脏腑的生理功能。脾的运化功能实际上包括"运"和"化"两个方面，但在临床之中我们多重视脾的消化吸收功能，即"脾胃为气血生化之源"，而忽略了脾的转输功能，即消化吸收的营养物质如何达到全身，营养四肢百骸，成为"后天之本"。

运，对脾而言其意有二：①营养精微物质需要脾的转输才能达到全身，营养四肢百骸，此即《素问·经脉别论篇》所云："饮入于胃，游溢精气，上输于脾，脾气散精，上归于肺，通调水道，下输膀胱，水精四布，五经并行。"②对水液的吸收、转输和布散作用，正如罗东逸云："夫人一身制水者脾也。"

化，对脾而言也包括了两方面的含义：①对饮食水谷的消化吸收，此即《灵枢·决气》篇所云："中焦受气，取汁变化而赤，是谓血。"②吸收精微化生气、血、津、液，如《景岳全书·传忠录·脏象别论》中所云："血者水谷之精也，源源而来，而实生化于脾。"

脾化而运，运而化，运化相合，生生不息，运行不止，化生气、血、津液，才能营养脏腑、经络、四肢百骸。

2.脾统四脏

脾对人体而言不仅是气血生化之源、后天之本，脾还可以统帅四脏。《素问·太阴阳明论篇》曰："脾不主时何也？岐伯曰：脾者土也。治中央，常以四时长四脏，各十八日寄治，不得独主于时也。脾脏者常着胃土之精也。土者生万物而法天地，故上下至头足，不得主时也。"此文说明脾具有统领、调节其他四脏的功能。而清代名医沈金鳌在其《杂病源流犀烛》明确提出："盖脾统四脏，脾有病必波及之；四脏有病，亦必待养于脾，故脾气充，四脏皆赖煦育，脾气绝，四脏不能自生……凡治四脏者，安可不养脾哉？"脾为什么可统四脏？其一，脾为后天之本，营养四脏；其二，脾土居中，与戊土合称为中气，"中气者，阴阳升降之枢轴，所谓土也""中气如轴，四维如轮。轴运轮行，轮运轴灵"。脾气运行，肝肾则升、心肺则降，共同完成人体的生理过程。脾统四脏，离不开脾"运"功能。

3.脾调气机

升降出入是机体吐故纳新的运动,即进行物质能量的新陈代谢和转化。升降出入是人的生命活动的基本运动形式。《素问·六微旨大论篇》谓:"出入废则神机化灭,升降息则气立孤危。故非出入,则无以生长壮老已;非升降,则无以生长化收藏。是以升降出入,无器不有。"脾胃居中,脾升胃降,是人体气机升降的枢纽。对于维持人体阴阳、水火、脏腑之气的正常运转、升降交通、相济为用等有着重要作用,如黄元御所云"中气者,和水火之机,升降金木之轴。"阴阳升降以土为枢,脏腑之气升降亦以土为枢。"枢纽者,转动之轴也",脾之"运"显而易见。

脾之"运"既寓输布、转输之运,亦有运动、运转、运行之运。

(二)脾胃病的病机特点

脾失健运、升降失常乃脾胃病的病机关键。老师通过多年的临床实践,发现脾胃病多以本虚为主,标实为辅,常由虚致实,虚实夹杂。如脾虚失运、胃失和降,浊气上逆,发为恶心、呕吐、呃逆、嗳气、反胃;脾失升清,合污而下,发为泄泻;运化失健,食滞胃脘,发为胃痞、纳呆;脾运失职,精微不输,迁延成疳;或脾失健运,则胃难和降,升降失常,清浊相干,由虚致实,产生痰饮、湿阻、食积、气滞、血瘀等,形成虚实夹杂之证。故脾胃病以本虚为主,标实为辅;以脾失健运、升降失常为主要病机。

四、脾胃病的治疗原则

脾胃为气血生化之源,补气血即补脾胃,已成为临床治疗守则,但老师认为治疗脾胃病既离不开一个"补"字,又不能单纯施补而不顾其实,应该从动态的观念出发,以健脾助运、调整升降为要。治疗上若不顾其实,单用补法,纯用滋补药品会滋腻碍脾,使中焦壅滞胀满,久用易致脾胃之气停滞不行,变生他证;由虚致实,兼见痰饮内停、气滞血瘀者,过用滋补则犯"实实之戒"。虚而未实,过用苦寒败胃之品,会犯"虚虚之戒",使脾胃功能受损,运化失健,升降失常,枢机不利,清浊不分,相干于中,变生百病。由此老师提出了"以运为健、以运为补"的指导思想,"健脾先运脾,运脾必调气"的治疗原则。

脾完成正常的生理功能离不开"运",治疗脾胃病同样离不开"运"。通过健脾促运、调气和胃之法,可以使脾气得以舒展、气机得以调和,完成脾的正常生理功能。换句话说，只有脾胃功能处于正常的运化状态，才能消化水谷、运化水湿、生化气血，为机体提供足够的营养物质，才能统领四脏，行枢纽之责；反之，若脾胃功能低下，处于停滞状态，则不能为机体提供必需的营养物质，不能完成升降功能，即使是调理机体的滋补药品，亦须借助正常的脾胃功能才能得以吸收利用，发挥作用。所以运脾的关键不在于直接补益脾胃，而在于通过调理气机，使脾"运"正常。

五、老师治疗脾胃病的基本方剂

运脾汤是老师运脾思想的具体体现，也是治疗脾虚不运证的基本方，其组成如下：党参10g，白术10g，茯苓10g，佛手10g，枳壳10g，石菖蒲10g，炒麦芽15g，仙鹤草30g。党参、白术、仙鹤草益气健脾以助运，其中党参健脾益气；白术既能燥湿实脾，又能缓脾生津，仙鹤草又名脱力草，功能补脾益气，且补而不腻；茯苓健脾渗湿；佛手气清香而不燥烈，性温和而不峻，既能舒畅脾胃滞气，又可疏理肝气以防木郁克土，且无耗气伤津之弊；枳壳善能理气宽中，行气消胀，与佛手合用则突出运脾调气之功；炒麦芽健脾化湿和中，宽肠下气通便，消米面食积，兼能疏肝理气；石菖蒲芳香醒脾，化湿和胃。诸药合用，既补气以助运，更调气以健运，使痰湿无由以生，则脾胃无由阻滞；兼以肝脾共调，使脏腑调畅，则脾运复健，升降如常，诸症自除。方中枳壳为调气运脾的关键药物，依脾运失健的程度而有小运（10~15g）、中运（20~30g）、大运（35~60g）之别，最大可用至80g；而白术亦为必不可缺之药，依脾虚程度及便秘轻重决定药量，轻度者常用15~30g，中度者用至30~60g，重度者可用至60~120g。两药一补一消，相须为用。

六、总结

朱丹溪《格致余论》云："脾具坤静之德，而有乾健之运，故能使心肺之阳降，肾肝之阴升，而成天地之交泰，是为无病之人。"何谓坤静之德？语出《易传·象传》："地势坤，君子以厚德载物。"言坤卦之特性"坤势柔顺，德厚无疆，乾天以行为德，坤地以受为德，坤弘光大，万物始彰，君子效之以虚怀厚道是以为德。"坤静之德，在中医学中是指脾具有受物、化物的功能。何谓乾健之运？仍出自《易传·象传》，"天行健，君子以自强不息""天行健，指乾元为纯刚之象，故为健，天体之行昼夜不息，乾元施德，终始无尽，君子应法天行之健而蒸蒸日上，自强不息"。乾健之运，在中医学中是指脾的输布转输功能如天体之行永不停息。脾具有静、动二性，静显而动隐，运脾以彰其动，动则化生气血、动则统领四脏、动则调畅气机。

第二章 柔肝思想

自叶天士提出"肝为刚脏"以来，后世医家多从"肝者，将军之官"加以阐释，以将军之勇猛刚烈，来解释肝之主升、主动的生理特性。肝虽然主升、主动，但升不能过，动不能甚，过则为病，甚则为害，为害则表现出刚、强、暴、急的病理特征，如《素问·生气通天论篇》所云："阳气者，大怒则形气绝而血菀于上，使人薄厥。"只有肝血充足，才能以阴制阳，使肝阳不能亢而为害，如《医学衷中参西录》所云："肝恶燥喜润。燥则肝体板硬，而肝火肝气即妄动；润则肝体柔和，而肝火肝气长宁静。是以方书有以润药柔肝之法。"可见"刚"是肝的病理表现，"柔"才是肝的生理状态。老师根据肝的生理功能及病机特点，提出了"治肝必柔肝，柔肝先养肝"的治疗原则，强调"养肝即是柔肝，柔肝便为疏肝"，临证之时，以顾护肝之阴血为首要，形成了独特的柔肝思想。

一、肝为刚脏

"肝为刚脏"首见于叶天士《临证指南医案》："肝为刚脏，非柔润不能调和也"。又云："肝为风木之脏，因有相火内寄，体阴用阳，其性刚，主动主升。"何谓刚脏？对于刚脏的解释，多数学者引用《素问·灵兰秘典论篇》中的"肝者，将军之官"来解释，认为将军的刚强、剽悍之性，符合肝的刚强之性。以此作解，恐有断章取义之嫌，综观《黄帝内经》中"将军之官"之述凡见有三：《素问·灵兰秘典论篇》中云"肝者，将军之官，谋虑出焉"；《素问·刺法论篇》中云"肝者，将军之官，谋虑出焉"；《素问·本病论篇》中云"肝为将军之官，谋虑出焉"。可见《黄帝内经》中言将军之官必言谋虑出焉，其意应主要在言为将之谋虑。百万军中取上将首级，如探囊取物者，有将军之勇，但如果有勇无谋，则一勇夫也，实难称之为将军。为将者当"运筹帷幄，决胜千里"，以少胜多，以弱胜强，以智取胜。可见欲以将军之勇猛来解释"肝为刚脏"于理不通，亦不符合《黄帝内经》中"将军之官"之原意。

那么"肝为刚脏"又当何解？高等医药院校教材《中医基础理论》第五版言："肝的疏泄功能反映了肝为刚脏，主升、主动的生理特点。"换句话说为什么称

"肝为刚脏"？因为肝有主升、主动的生理特点，明确指出"肝为刚脏"是肝的生理特性。但有学者提出"肝为刚脏"既言生理又言病理，"既蕴肝主升、主动，阳刚之生理特性，更含风木之脏，内寄相火，刚猛燥急，易化火生风，亢阳难制的病理特质"。

二、肝为柔脏

任应秋老先生认为"肝为刚脏"的提法错误，肝应该是柔脏。如《中藏经》所云："肝者，与胆为表里，足厥阴少阳是其经也，王于春。春乃万物之始生，其气嫩而软，虚而宽，故其脉弦。软不可发汗，弱则不可下。"肝在五行属木，而"木曰曲直"，"曲直"是能曲能直，能曲能直就是"柔"，所以，"柔是肝的本质"。而"肝阳上亢，肝火内动"是"刚"的表现，"刚"对肝来说是病理状态，就生理而言"肝为柔脏"。

三、肝的生理功能

老师在治疗肝病时提出，恢复肝的生理功能，顺应肝的生理特性，是治疗肝病的根本落脚点。肝的生理功能包括疏泄与藏血。

（一）肝主疏泄

朱丹溪《格致余论·阳有余阴不足论》曰："司疏泄者，肝也。"疏，即疏通；泄，即发泄、升发。疏泄是肝的主要生理功能。

（二）调畅气机

肝的生理特点是主升、主动，这对人体气机的疏通、畅达、升发起着至关重要的作用。肝的疏泄功能正常，气机调畅，脏腑、器官等的功能活动也就正常。

（三）调畅情志

肝的疏泄功能尚具有调畅情志的作用，疏泄功能正常，则气机调畅，气血调和，心情愉悦。若疏泄功能异常则情志也会出现异常，如《灵枢·本神》篇所云："肝气虚则恐，实则怒。"

1.调节气血

血的运行依赖气的推动，气行则血行、气滞则血瘀，肝的疏泄功能异常，可致癥积、肿块。

2.肝藏血

《灵枢·本神》篇云:"肝藏血。"肝藏血是指肝具有贮藏血液和调节血量的生理功能。

(1)贮藏血液。《素问·五藏生成篇》曰:"故人卧则血归于肝,肝受血而能视,足受血而能步,掌受血而能握,指受血而能摄。"视、步、握、摄皆动也,"夫人之运动者,皆筋力之所为也,肝主筋……筋者肝之养。"

(2)调节血量。"肝藏血,心行之,人动则血运于诸经,人静则血归于肝脏。"肝可以根据人之动静而分配血量,以完成人体的机能活动。

肝藏血是肝脏功能活动的物质基础,其功能正常与否取决于肝的疏泄功能是否正常,肝血充足方能制约肝气的升腾、相火的妄动,从而维护肝的疏泄功能,使之冲和条达而不致刚暴为害。肝得血养方柔,"柔"才是肝的生理状态。

四、柔肝思想

对于肝病的治疗,老师根据肝脏的生理功能及病机特点提出了"治肝以柔",在此思想指导下,治疗多种肝病或因肝病影响而致的他脏之病,疗效卓著。主要内容包括:

(一)顺应肝的生理特性是治疗肝病的根本落脚点

肝藏血,血属阴,故体为阴;肝性条达,主动主升,故其功用为阳,体阴而用阳。喜条达而恶抑郁,肝与春季生发之气相应,古人喻之为春木之性,如春天的树木一样条达舒畅,充满生机,如叶天士所言:"肝为风木之脏……赖肾水以涵之,血液以濡之,肺金清肃下降之令以平之,中宫敦阜之土气以培之,则刚劲之质得为柔和之体,遂其条达畅茂之性,何病之有?"木之性条达畅茂,肝之性升发舒畅,木赖水而生,肝得血以柔。因此,老师强调:肝的病变虽多,治疗当以养肝柔肝为要。

(二)以柔为养、顺达为主是治疗肝病的基础和关键

老师常说,治肝之法甚多,唯柔肝之法最顺肝刚烈之性,不可填塞峻补过猛,亦不可疏肝活血、镇肝熄风过峻。以甘缓养血育阴之药以养肝体,使其顺达调畅,从而达到柔肝的目的。

（三）养肝血、滋肾水、柔肝体是柔肝的手段和途径

1.养血柔肝

肝藏血，又赖于血的濡养，肝血充盈，肝体柔和，阴能涵阳，肝之疏泄正常，则无病。临证之时老师常用归芍运脾汤以养血柔肝，其中当归、白芍养肝血，运脾汤健脾助运，使脾胃功能正常，气血生化有源，肝有所藏，以达柔肝之目的。

2.滋阴柔肝

肝肾同源，肝藏血，肾藏精，精血相生，肾阴不足可致肝阴不足，阴不制阳而致肝阳亢盛，以五行来表述则为"水不涵木"，临证之时老师常用二至丸、杞菊地黄丸等滋水涵木。

3.酸甘化阴以柔肝

甘味药与酸味药配伍可以达到酸甘化阴的目的，《伤寒论》中的芍药甘草汤即为酸甘化阴、养血柔肝之剂。

五、总结

肝之特性体阴而用阳，若七情内伤，阴血暗耗，可致肝血亏虚，肝体失养，疏泄失司，或阴虚不能制阳，使肝阳亢而为害，出现本虚标实之证。所以老师提出治疗肝病不可一味疏泄、清解、攻伐，否则肝之阴血受损而病势反增，当以养肝为第一要务，提出"治肝必柔肝，柔肝先养肝"的肝病治疗大法，以顾护肝之阴血为临证首要，肝血得养，肝体得柔，则肝气自疏。此亦即"养肝即是柔肝，柔肝便为疏肝"之义。

第三章 温阳思想

《素问·阴阳应象大论篇》曰:"阴阳者,天地之道也,万物之纲纪,变化之父母,生杀之本始,神明之府也。"阴阳,是中国古代一对哲学范畴,"是宇宙间的自然规律,是一切事物的纲领,事物变化的根源,事物生长和消亡的根本。"阴阳,是对自然界相互关联的某些事物和现象不同双方的概括。就人体而言,"具有推动、温煦、兴奋等作用的物质和功能,统属于阳;具有凝聚、滋润、抑制等作用的物质和功能,统属于阴。"阴阳虽然可以对事物的属性进行划分,但实际上二者可分不可离,"阳生阴长""阳杀阴藏""阳化气,阴成形",对人体而言,"人身之水火,即阴阳也,即气血也。无阳则阴无以生,无阴则阳无以化。"水火阴阳相反相成,二者缺一不可。但二者之间尚有从属关系——阳主阴从。

一、阴阳二气,阳主阴从

阴和阳不是绝对的对等,有主次之分,有从属关系,阳为主,阴从之。

第一,就自然界而言,一年四季,春生、夏长、秋收、冬藏,为阳气的释放与蓄藏所产生。春季少阳之气始生而万物生,夏季阳热之气盛而万物繁茂,秋季阳气内敛而万物凋零,冬季阳气蓄藏而万物蛰伏。如董仲舒所云:"物随阳而出入,数随阳而终始。……阳者岁之主也,天下之昆虫,随阳而出入。天下之草木,随阳而生落。"

第二,就人体的抗病能力而言,与阳气的关系尤为密切,"凡阴阳之要,阳密乃固。"只有阳气固守于外,阴血才能坚守于内,阴阳之间以阳气的固守为主要方面,阳气虚不能固守于外,则机体易受外邪侵袭,疾病则由之而生。阳主动而阴主静,"阴阳平衡"是动态的,在这一动态平衡中,阳是推动变化的动力,阴则随阳而动,因而称为"阳主阴从"。

二、阴阳二气,尤重阳气

"凡万物之生由乎阳,万物之死亦由乎阳,非阳能死万物,阳来则生,阳去则死。"阳气对人体的重要性，犹如太阳与天体的关系，不可或缺，如李中梓所言："天之运行，惟日为本，天无此日则昼夜不分，四时失序，晦冥幽暗，万物不彰矣。在于人者，亦惟此阳气为要。苟无阳气，孰分轻浊，孰布三焦，孰为呼吸，孰为运行，血何由生，食何由化。"阳气是生命的根本和动力，人之寿夭亦由阳气的盛衰所决定，阳气衰，则折其寿，如《素问·生气通天论篇》云："阳气者若天与日，失其所则折寿而不彰，故天运当以日光明。"

三、阳气之中，肾阳为本

坎中一息真阳，乃人体安身立命之本。"夫人之所以奉生而不死者，惟赖此先天一点真气耳。"肾中之阳为诸阳之本，人之生长壮老已亦赖此肾中阳气，正如《素问·上古天真论篇》云："女子七岁，肾气盛，齿更发长；二七而天癸至，任脉通，太冲脉盛，月事以时下，故有子；三七，肾气平均，故真牙生而长极……七七，任脉虚，太冲脉衰少，天癸竭，地道不通，故形坏而无子也。丈夫八岁，肾气实，发长齿更；二八，肾气盛，天癸至，精气溢泻，阴阳和，故能有子；三八，肾气平均，筋骨劲强，故真牙生而长极……五八，肾气衰，发堕齿槁……七八，肝气衰，筋不能动，天癸竭，精少，肾气衰，形体皆极；八八，则齿发去。"

四、阳气易损，损而难复

阳气对人体至关重要，但其特性却是难得而易失，易失而难复，饮食起居及服药不慎，即会损伤阳气。

（一）起居不慎，损伤阳气

冬季寒气主令，若着衣过于单薄，则易受寒侵，日久必损阳气；夏季气候炎热，人们常常身处凉爽之地，或久置空调之下，倘若温度过低，则导致肌表受寒，伤及卫阳。

（二）饮食不节，伤于脾胃

过食寒凉，使脾阳受损，日久波及于肾，则出现脾肾阳虚。过食寒凉尚可伤及于肺，因为"手太阴肺经，起于中焦，下络大肠，还行胃口，上膈，属肺"。

（三）滥用苦寒，攻伐阳气

病有寒热虚实之分；有真热假寒、真寒假热之分；有身大热，反欲近衣者，身大寒，反不欲近衣者。临证之时不能但见发热即予清热解毒之剂治之，倘若阴证用凉药，则会雪上加霜，使阳气大伤，病情加重，甚则危及生命。

五、治寒以热，温补阳气

阳气有推动、温煦、防御、固摄、营养、气化等功能。阳气不足，外则形寒肢冷，内则脘腹冷痛，甚则拘急疼痛。老师对于阳虚之疾，多以伤寒之法，或从外治，或从内治，或内外并治，或助阳解表，或温中散寒。具体如下：

（一）温阳解表

阳气有防御卫外功能，故阳虚之人常易感受外邪。若表阳虚较轻者，唯汗出、恶风，老师以桂枝汤助阳固表、敛营止汗，无需饮粥覆被；若伴有发热者，老师以桂枝汤助阳解表，服药后饮热粥，覆被取微汗。若表阳虚较重者，卫表不固，玄府开而不合，汗漏不止，单纯以桂枝汤调和营卫，已不能使卫阳固密，老师必以桂枝加附子汤温阳固表。若少阴阳衰，兼有外感风寒，见发热、恶寒、无汗、手足不温、脉沉而无力者，常以麻黄附子细辛汤发汗温经。

（二）温补心阳

若心阳虚、心无所主之"心下悸、欲得按"，或汗出而心悸，舌淡、苔白者，老师以桂枝加龙骨牡蛎汤敛汗和营、镇潜固涩，动悸则止。

（三）温补脾阳

若中阳不振，寒湿中阻，而见腹胀、腹痛，喜温喜按，呕吐、自利，纳差，或多涎唾，老师以理中汤温中散寒、健脾益气。若四肢不温，下利清谷者，老师以附子理中汤补火燠土。

（四）温补肾阳

肾阳为一身阳气之本，能推动和激发脏腑经络的各种机能，温煦脏腑，促进气血津液的化生、运行输布。若肾阳不足，阴寒凝滞，阳气不能充养四肢关节，则骨节疼痛，或背恶寒，阳气已虚者，老师以附子汤扶阳抑阴；肾阳虚衰，阴寒内盛，可见脉沉细，但欲寐，恶寒，手足逆冷，下利清谷，小便清长，老师以四逆汤温补肾阳、回阳救逆。

（五）暖肝温胃

若寒凝肝脉，寒邪上逆，则见巅顶疼痛，肝经"挟胃属肝络胆，上贯膈"，故常见肝寒犯胃、胃气上逆之"食谷欲呕"，老师以吴茱萸汤暖肝温胃、降逆止呕。

六、阳虚易辨，阴火难识

阳虚之证多不难识，而真寒假热、阴火外越之证尤当详辨。如郑钦安所言："乃市医一见虚火上冲等症，并不察其所以然之要，开口滋阴降火，自谓得其把握，独不思本原阴盛阳虚，今不扶其阳，而更滋其阴，实不啻雪地加霜，非医中之庸手乎？"

曾见老师治疗一发热病人，患者消化道出血一月后，血色素已恢复正常，唯下午发热，体温不超过38.0℃，自服清开灵口服液，发热愈重，求治他医予当归补血汤、补中益气汤治疗无效，患者来时面色略白，精神欠佳，虽为盛夏患者仍着长袖外套，老师询问患者："每天什么时候发热？"患者说："每天下午我在院子晒太阳时，微风吹过即感后背发凉，随之出现发热。"查：舌淡，脉六部皆沉。老师予附子汤治之，三日后复诊，述服药两剂后，再未出现后背发凉，亦无发热。试想如果此案医者投以凉药，患者将会雪上加霜。

七、总结

阴阳失调是人体基本病理变化之一，而其中以阳气受损和阳气失常为先导。造成阳气受损为病的因素是多方面的，风寒暑湿之邪、饮食不节及情志劳倦等均能损伤阳气而引起不同类型的病证。其中以寒邪伤阳为最，故曰："因于寒，欲如运枢，起居如惊，神气乃浮……四维相代，阳气乃竭。"然而，尽管阳气贵为至宝，但"亢则害，承乃制"，如果阳气过于亢盛，或运行失调，阻隔不通，亦可为邪为害，故《素问·阴阳应象大论篇》云："壮火之气衰，少火之气壮。壮火食气，气食少火。壮火散气，少火生气。"《素问·生气通天论篇》进一步指出："阳气者，烦劳则张，精绝辟积，于夏使人煎厥。"老师临证之时虽然时时顾护阳气，但不忘"阴平阳秘，精神乃治"。

第四章　辨湿思想

湿为六气之一，正常情况下指环境潮湿、气候湿润、脾属湿土等，如《素问·阴阳应象大论篇》中说："中央生湿，湿生土，土生甘，甘生脾，脾生肉，肉生肺，脾主口。"此言环境潮湿。《素问·天元纪大论篇》说："天有五行，御五位，以生寒暑燥湿风。"此言气候湿润。《素问·阴阳应象大论篇》中说："其在天为湿，在地为土，在体为肉，在藏为脾，在色为黄，在音为宫，在声为歌，在变动为哕，在窍为口，在味为甘，在志为思。"此言脾属湿土。湿虽为六气之一，但过则为害，湿气太过则成为六淫之一的湿邪，如《素问·生气通天论篇》中说："因于湿，首如裹，湿热不攘，大筋緛短，小筋弛长，緛短为拘，弛长为痿。"又说："秋伤于湿，上逆而咳，发为痿厥。"《素问·痹论篇》中说："风寒湿三气杂至，合而为痹也。其风气胜者为行痹，寒气胜者为痛痹，湿气胜者为着痹也。"以上三条经文均言致病之湿邪，即六淫之湿。本文所要讨论的"湿"正是致病的六淫之一的湿邪。湿为阴邪，其性黏滞，难以速去，其具有易感性与隐匿性，滞中与逐上趋下性，黏滞重浊与广泛多变性，纳垢与秽浊黏腻性，湿的隐匿性往往使疾病发现较晚，湿的黏腻性又使疾病难于速去，临床治疗颇为棘手。

一、湿之特性

（一）湿性重浊

重指沉重、重着之意。指感受湿邪，常可见头重如裹、身体困重、下肢沉重无力等症状。《素问·生气通天论篇》曰："因于湿，首如裹。"即指出了湿邪致病可出现头重如裹的特点。《素问·痹论篇》曰："风寒湿三气杂至合而为痹……湿气胜者为着痹也。"亦指出湿邪痹阻经络关节，可出现四肢困重、关节肿痛等症状。浊为秽浊之意，其秽浊之性表现为面垢多眵、大便黏滞、下痢黏液、小便浑浊、带下秽浊、湿疹浸淫流水、舌苔垢腻等。

（二）湿性黏滞

黏指黏腻之意，滞有停滞、阻滞之意。湿邪的性质黏腻停滞，主要表现在两个方面：一是症状之黏滞，罹患湿病之后，排出物黏滞，如汗出而黏、大便黏滞不爽、湿疹浸淫流水、舌苔腻浊等；其二是指病程缠绵，湿邪为患，其来也渐，其去也缓，病程较长，反复发作，正如《医原》所说："湿为浊邪，以浊归浊，故传里者居多。药之邪退，迟一二日，复作复传，反覆循环。"多种慢性疾病长期难愈、起伏缠绵与湿邪黏滞之性密切相关。

（三）湿邪隐匿

是指湿邪致病常于不知不觉中起病，不易察觉。湿阻患者亦不知何时患病，而一旦被察觉或已湿邪久积。如《杂病源流犀烛》所云："其熏袭乎人，多有不觉，非若风寒暑热之暴伤，人便觉也。"

（四）湿邪弥散

湿邪具有逐上、趋下、滞中之性，其为病无处不到，上可达脑窍，下可至二阴、胞宫和下肢，外可达肌表、筋骨、经络，内可到五脏六腑，如肝、胆、肺、肾、膀胱、大肠、小肠等。

二、湿有内外之分

湿有内湿、外湿之分。六淫之湿致病者，称为外湿；机体脏腑功能失调，水湿停聚者，称为内湿。外湿多由气候潮湿、涉水淋雨、居处潮地、汗出沾衣而引起；内湿则由多食肥甘、过饮酒酪，湿浊内盛，或饥饱失常，损伤脾胃，脾失健运，水湿停聚，聚水成湿而引起。内外湿邪相互关联，外湿困脾，可致脾失健运；内湿停滞，又常易招致外湿侵袭。

（一）外湿

外湿伤人多与风、寒、暑、热相合为患，尤以风湿、寒湿为多。老师常用的方剂有麻黄加术汤、桂枝附子汤、甘草附子汤等。根据患者的临床表现，老师在运用麻黄加术汤、桂枝附子汤时，亦称之为麻黄加术汤证、桂枝附子汤证。

1.麻黄加术汤证为风湿袭表："湿家身烦痛，可与麻黄加术汤发其汗为宜，慎不可以火攻之。"风湿在表宜汗而解之，单用麻黄汤恐汗大出，风气去，湿气不除，于麻黄汤中加入白术，缓中而燥湿，微汗出，风湿俱去。何以微汗方可风湿俱去？因"风属阳邪，其性轻浮，湿属阴邪，其性凝滞。汗大出者，以发之太骤，则轻浮者易去，而凝滞者难驱，故不愈也。微微似欲汗出，……有侵润透彻之义"，可使风湿俱去。

2.桂枝附子汤证为风湿在经："伤寒八九日，风湿相搏，身体烦疼，不能自转侧，不呕不渴，脉浮而涩者，桂枝附子汤主之。"此证是风湿停于经脉、肌肉，且寒湿较重，宜桂枝汤去酸敛之芍药，加温经散寒之附子。"此身痛而不能转侧，是风少而寒湿胜，必赖附子雄壮之力，以行痹气之着。然附子治在下焦，故必同桂枝，始能令在表之痹气散。"

二者均为湿邪侵袭肌表，麻黄加术汤证为风湿袭表，病位浅，病势轻，大汗病不除，微汗则愈；桂枝附子汤证虽言风湿相搏，实为寒湿较重，必加辛热助阳之附子方能痊愈。其病位在肌肉，病势较麻黄加术汤证重。老师在临证运用时，见身烦痛，脉浮紧者以麻黄加术汤治之；见身烦痛，不能自转侧，脉浮弱而涩者以桂枝附子汤治之。

（二）外感夹湿

外感病中有风寒、风热兼有湿邪为患者，老师称之为外感夹湿证。外感夹湿，顾名思义，即为在感触风寒或风热表邪的同时兼夹湿浊为患，临床极为常见，轻则表现为发热、恶寒、咽红、苔白腻、脉濡，日久不愈，甚则高热不退、恶心、呕逆，白细胞正常，抗生素治疗无效，此类患者多因脾胃虚弱，运化失健，水湿停聚，酿生痰浊，复感外邪，内外相合为患，治疗颇为棘手，单用解表或过用苦寒清热燥湿之剂易使湿邪从阴化寒，反之，过用辛燥祛湿之剂易使湿邪从阳化热，唯有以轻清宣散之剂使表邪外解，芳香和中之剂使湿从内化，内外分消，使湿去邪解而不伤正。临证之时老师常以验方清气饮子化裁而获效。基本方药组成：藿香，银花，蝉衣，紫苏，半夏，陈皮，茯苓，甘草。

（三）内湿

内湿为脏腑、三焦功能失调，水液的生成、输布、运行、排泄失常而形成的病理产物作为致病因素反作用于机体，其属于内生五邪之一。内湿阻滞脏腑可出现多种疾病，湿性重浊黏滞，多阻遏气机，故其临床表现常可随湿邪阻滞部位的不同而各异。如湿邪留滞经脉之间，则症见头闷重如裹、肢体重着或屈伸不利，故《素问·至真要大论篇》曰："诸痉项强，皆属于湿。"湿犯上焦，则胸闷、咳嗽，治以二陈汤合三子养亲汤化裁；湿阻中焦，则脘腹胀满、食欲不振、口腻或口甜、舌苔厚腻，治以自拟方藿朴化浊汤化裁；湿滞下焦，则腹胀便溏、小便不利，治以五苓散化裁；水湿泛溢于皮肤肌腠，则发为水肿，治以越婢加术汤化裁。故《素问·六元正纪大论篇》曰:"湿胜则濡泄,甚则水闭胕肿。"湿浊虽可阻滞于机体上、中、下焦的任何部位,但以湿阻中焦脾胃为主,因此脾虚湿困常是必见之证。

三、湿有寒热之别

湿邪为患,或从寒化,或从热化,若素来脾胃虚寒,过用寒凉,则湿邪易于寒化,临床上表现出寒湿之象;若胃肠积热,妄加温燥,则湿邪易于热化,临床上表现出湿热之象。

(一)寒湿

《伤寒论》273条云:"太阴之为病,腹满而吐,食不下,自利益甚,时腹自痛,若下之,必胸下结硬。"老师将此条作为寒湿伤脾的纲领。其临床表现主要为:一腹满;二自利。但自利尚需分辨太阴与少阴之不同。《伤寒论》277条云:"自利不渴者,属太阴,以其脏有寒故也,当温之,宜服四逆辈。"《伤寒论》282条云:"……自利而渴者,属少阴也,虚故引水自救。"自利不渴,寒在中焦;自利而渴,寒在下焦。对于自利,见泻下清水,或大便稀薄,苔薄腻者,老师认为脾虚湿盛,以加减六神汤化裁治之;若脘腹胀满、恶心、呕逆、苔厚腻者,老师认为寒湿困脾重,常以平陈汤化裁而获效。

(二)湿热

湿热之邪伤人更为广泛,可表现为湿热之邪停滞于上焦、中焦、下焦,或弥漫三焦,也可表现为湿滞阳明、湿滞肝胆、湿滞胃肠等。临床治疗中老师尤重湿热之邪在下焦对人体的影响,提出"一源三歧"理论,"一源",即脾胃,因饮食不节,或劳倦伤脾,或思虑伤脾,导致脾失健运,酿生湿热,湿邪下注于下焦之大肠、胞宫、膀胱,即"三歧",而出现三种不同的疾病。其病机为湿热下注。湿热之邪,生于中焦,阻滞于下,名曰湿热下注。阻滞于膀胱为淋;阻滞于大肠为痢;阻滞于胞宫为带。阻滞膀胱者,因上源不清,水道不利,湿热下注,阻滞膀胱为患,故为淋,所以治当清上达下,方用清利通淋汤化裁。阻滞大肠者,因肠道素有积滞,湿热与积滞相兼为患,所以痢疾不怕当头下:一下积滞,二下湿热,方用芍药汤化裁。阻滞胞宫者,因带脉不固,所以要固带脉、祛湿热,方用易黄汤化裁。

这里需要一提的是古人认为湿与热合,如油入面,难解难分,且湿热为患，相互影响，伤人更甚，如《温病条辨》所云："热得湿而愈炽，湿得热愈横。"故湿与热宜分不宜合。

四、"一源三歧"理论

《素问·经脉别论篇》曰："饮入于胃，游溢精气，上输于脾，脾气散精，上归于肺，通调水道，下输膀胱，水精四布，五经并行，合于四时五脏阴阳，揆度以为常也。"可见中焦脾胃健运，自能消化饮食水谷，完成其游溢精气、运化输布的正常生理功能，对人体正气的维护发挥了极其重要的作用。故中医学认为，脾胃为后天之本，气血化生之源。所谓"正气存内，邪不可干"。老师临证之时非常重视脾胃功能的调理，认为"一源"属脾胃中焦，中焦"如沤"散精，脾为太阴湿土，喜燥恶湿，而临床上患者因过食肥甘、嗜烟好酒、恣食生冷，内伤脾胃，致使脾失健运；或喜静少动，素体肥胖，情志抑郁，致气机不利，津液输布障碍，聚而成湿，湿浊内生，黏滞困脾，使脾失健运，升降失常，枢机不利，清浊不分则变生百病，所谓"诸湿肿满，皆属于脾"。《尔雅·释宫》曰："二达谓之歧旁。""歧"，道旁出也。下焦"如渎"，渎，水沟、水渠也。大肠、女子胞、膀胱为下焦主要排泄糟粕的渠道，分属于"三歧"。中焦脾胃湿邪阻滞，因湿邪以其特有的易感性与隐匿性、滞中与逐上趋下性、黏滞重浊与广泛多变性、纳垢与秽浊黏腻性，困伤于脾，损脾而趋下，分别因与积滞搏结，下注下焦大肠；因带脉不固，流注于女子胞；肺气不宣，湿邪趋下于膀胱，使其不能正常传输排泄而产生：①因饮食不节，损伤脾胃，胃肠积滞，湿热与积滞搏结，湿热下注大肠，形成因实致虚的痢疾病证；②脾胃素虚，运化失职，加肝气之郁，带脉不固，湿邪下注于妇女胞宫引起的因虚致实的带下病证；③中焦脾胃运化失职，肺气郁闭，上不清，下不达，湿邪蕴而化热，下注膀胱，形成虚实夹杂所致之淋证。

五、老师治湿常用经验方

(一)运用清气饮子治疗外感夹湿证

外感夹湿，即在感触风寒或风热表邪的同时兼夹湿浊为患，临床极为常见，多因患者脾胃虚弱，酿生痰浊，复感外邪，内外相合为患；或因风寒湿或风湿热邪同时侵犯机体为患。湿为阴邪，其性黏滞，难以速去，且易于从阳化热，从阴化寒。故临证之时宜用轻清宣散之剂使表邪外解，芳香化湿和中之剂使湿从内外分消，健脾祛湿化痰之剂以杜绝痰湿内生之源，则湿去邪解而不伤正。老师临证之时常以验方清气饮子化裁而获效。基本方药组成：藿香15g，金银花10g，蝉蜕10g，紫苏6g，半夏10g，陈皮10g，茯苓10g，甘草6g。方中既有辛温解表、化湿和中之藿香、紫苏，又有甘寒清热、疏风解表之银花、蝉蜕，合燥湿化痰之二陈汤，共奏祛风解表、化湿和中之功。

加减用药：临证之时，若见咳甚痰少者，加桑白皮、地骨皮以清肺止咳；痰多者加紫菀、枇杷叶以化痰止咳；痰稠色黄者，加连翘、黄芩、大青叶、浙贝以清肺化痰；痰味腥有成痈之势者，加鱼腥草、芦根、桃仁、冬瓜仁、败酱草以清热解毒、化瘀消痈；痰多胸闷者加瓜蒌、浙贝、杏仁、白芥子以化痰止咳、宽胸理气；咽喉肿痛、充血、淋巴滤泡增生及扁桃体充血肿大者，加青果、僵蚕、王不留行以清热疏风、利咽解毒；头颈强痛者，加白芷、川芎、葛根、钩藤以祛风活血、柔筋止痛；四肢疼痛者加桑枝、秦艽以祛风除湿、通络止痛；鼻中时流清涕者，加荆芥、防风以解表散寒；舌苔厚腻者，加苍术、厚朴以行气燥湿；小便频数或淋沥不尽者，加白茅根、车前草、竹叶以清热利湿通淋。

（二）运用清利通淋汤治疗热淋

淋证是以小便频急、淋沥涩痛为主症，常伴有小腹拘急、腰部酸痛、小腹坠胀等，临床常分为热淋、血淋、气淋、石淋、膏淋、劳淋等六型论治。历代医家多认为本病病位在膀胱与肾，病机为湿热蕴结下焦，膀胱气化不利，正如《诸病源候论》所说"淋者，肾虚膀热也"。验之临床，确以热淋为多见，对于热淋，现代医家多用清热利湿通淋之法，常用八正散、五淋散、导赤散等方化裁。老师认为，热淋与肺密切相关。肺为水之上源，外邪袭肺，肺气失宣，影响津液分布，上源不清，水道不利，气化不行，水湿停滞，郁而化热，酿成湿热，下注膀胱，发为热淋。故治疗上倡清上达下法，创立清利通淋汤，清上源、行气化、利水道以通淋，基本方药组成：金银花30g，连翘30g，竹叶6g，车前草30g，白茅根30g，生地30g，黄芩10g，甘草6g。方中金银花、连翘清解肺热，使上源得清，则水道自利；竹叶清热利水；车前草、白茅根清热止血、利湿通淋；生地清热凉血养阴，尚可防通利太过而伤阴；黄芩既能助金银花、连翘清解肺热，又能燥湿；甘草清热泻火、调和诸药。诸药共奏清上、达下、利水通淋之功。

加减用药：若见尿色紫红，或尿检有红细胞者，酌加小蓟、蒲黄、仙鹤草以凉血止血；小便浑浊者，加萆薢、石菖蒲以分清泌浊；发热者，酌加蒲公英、栀子、红藤、虎杖以清热凉血解毒；日久气虚血瘀者，加红花、赤芍以活血化瘀；病情时作时止，遇劳即发者，加杜仲、牛膝以益肾；小腹坠胀、小便点滴而出者，配合补中益气汤以益气升陷。

（三）运用藿朴化浊汤治疗湿滞脾胃证

湿滞脾胃证治疗过程中不可一味采用苦温燥湿之品，其往往会损伤脾胃影响脾胃功能，治疗过程中强调化湿与调理中焦气机并治，脾胃气机恢复正常，气行则湿化。故"运脾必调气"，强调调理中焦气机的重要性，正如叶天士在《临证指南医案》中所言"脾宜升则健，胃宜降则和"；同时在用药上以轻疏灵动为贵，使湿邪得以透达，正如吴瑭在《温病条辨》中言"治中焦如衡"，非平不安。故在治疗过程中确立以芳化湿浊、运脾行气为主治疗湿滞脾胃证的治疗原则。

藿朴化浊汤基本药物组成：藿香15g，厚朴10g，半夏10g，茯苓10g，陈皮10g，石菖蒲10g，苍术10g，炒麦芽15g，甘草5g。方中藿香芳香化浊兼有醒脾和胃之功效；苍术苦温燥湿以祛湿浊，辛香健脾以和脾胃，同时使湿去则脾运有权，脾健则湿邪得化，厚朴苦燥，善于行气除满，两者相配行气以除湿、燥湿以运脾，脾升胃降、脾胃气机得畅则湿邪自去；半夏燥湿化痰兼以降逆止呕，陈皮理气健脾、燥湿化痰，两者相配行气与燥湿相互配合，健脾化湿行气，湿邪得除则脾升清、胃降浊功能得以恢复；茯苓其性平和，健脾利水渗湿；炒麦芽具有健脾消食化滞兼以疏肝解郁理气之功效，肝主疏泄、肝气调达，则中焦气机畅达；石菖蒲辛温芳香，善化湿浊、醒脾胃、行气滞、消胀满兼有宁神开窍之功效为佐。老师常言"胃不和则卧不安"，湿滞脾胃证患者常常伴有睡眠障碍，故方中炒麦芽、石菖蒲两者相配具有疏肝行气、宁心安神之功效；甘草调和诸药，兼以健脾之功为使。诸药合用芳化湿浊，运脾行气则湿邪得去。

六、总结

湿邪发病，比比皆是，何止万千。老师认为湿邪致病虽有其复杂性与隐匿性，在临证过程中，我们首先要辨别湿邪的性质，湿邪分为外湿和内湿，外湿主要是指外感湿邪，如气候潮湿、久居湿地，或感受雾露之邪，或涉水淋雨，或从事水中作业等。内湿为脏腑、三焦功能失调，水液的生成、输布、运行、排泄失常形成的病理产物作为致病因素反作用于机体，其属于内生五邪之一。内湿阻滞脏腑可出现多种疾病，临床表现常可随湿邪阻滞部位的不同而各异，如湿邪阻滞经脉之间，则症见头闷重如裹，肢体重着或屈伸不利，故《素问·至真要大论篇》曰："诸痉项强，皆属于湿。"湿犯上焦，则胸闷咳嗽；湿阻中焦，则脘腹胀满，食欲不振，口腻或口甜，舌苔厚腻；湿滞下焦，则腹胀便溏，小便不利；水湿泛溢于皮肤肌腠，则发为水肿。故《素问·六元正纪大论篇》曰："湿胜则濡泄，甚则水闭胕肿。"湿浊虽可阻滞于机体上、中、下焦的任何部位，但以湿阻中焦脾胃为主，因此脾虚湿困常是必见之证。其次，湿有寒热之别，湿邪为患，或从寒化，或从热化，若素来脾胃虚寒，过用寒凉，则湿邪易于寒化，临床上表现出寒湿之象；若胃肠积热，妄加温燥，则湿邪易于热化，临床上表现出湿热之象。

第五章 养生思想

老师业医60余年，屡起沉疴，但近十年来老师在治病的同时，也非常注重患者饮食起居的调养，人与自然的和谐，主张天人合一，形与神俱，尤其对于近年来人们为了追求养生，进补成风，老师提出了慎补的观点，形成了自己鲜明的养生观。

中国五千多年的文化传承中形成了许多独具特色的文化形态。我国悠久的中医药学和饮食、茶道等一起构成了独具东方魅力的文化，而中医养生是中国传统文化的重要组成部分，是中医学的特色。《黄帝内经·素问》在第一篇即指出人的寿命与后天的调养密切相关，如"其知道者，法于阴阳，和于术数，食饮有节，起居有常，不妄作劳，故能形与神俱，而尽终其天年，度百岁乃去。今时之人不然也，以酒为浆，以妄为常，醉以入房，以欲竭其精，以耗散其真，不知持满，不时御神，务快其心，逆于生乐，起居无节，故半百而衰也。"并且在本篇的最后一节指出，根据养生水平的不同，有真人、至人、圣人、贤人之分，其寿命也不同。现实生活中虽然没有如此细致的划分，但通过养生可以延长人的寿命，提高人的生活质量，却是不争的事实。

近年来随着我国社会经济的发展，人民生活水平不断提高，如何提高生活质量又逐渐成为人们茶余饭后谈论的热点话题，养生和养生学越来越受到了人们关注。老师在养生保健方面有自己独特的观点，对于养生老师认为"进补"不是第一要素，而应注意饮食起居规律及情志的调畅，方能形与神俱，尽终其天年。具体观点如下：

一、天人合一

中医学认为人与天地万物有着统一的本原和属性，遵循着共同的物质运动规律。人与自然密不可分。具体说人与天地自然的关系主要表现在以下三个方面：

第一，依赖自然。《素问·六节藏象论》云："天食人以五气，地食人以五味。五气入鼻，藏于心肺，上使五色修明，音声能彰；五味入口，藏于肠胃，味有所藏，以养五气，气和而生，津液相成，神乃自生。"人禀天地之气而生，与自然界息息相通，自然界供给人类营养、水分、空气、阳光等，以满足人体新陈代谢的需要。

第二，感应自然。自然界的各种变化，不论是四时气候，昼夜晨昏，还是日月运行，地理环境，也会直接或间接地影响人体，使人体相应地出现各种不同的生理或病理反映。如《黄帝内经·八正神明论篇》云："天温日月，则人血淖液而卫气浮，故血易泻，气易行；天寒日阴，则人血凝泣而卫气沉……是以因天时而调血气也。"又如《素问·脉要精微论篇》在描述人体脉象变化时说："春日浮，如鱼之游在波；夏日在肤，泛泛乎万物有余；秋日下肤，蛰虫将去；冬日在骨，蛰虫周密，君子居室。"

第三，顺应自然。古人云："人能应四时者，天地为之父母；知万物者，谓之天子。"人如果能够认识自然的变化，顺应自然的变化，就会得到天地自然的养护。自然界有春生、夏长、秋收、冬藏，人的饮食起居也应该随之相应，如《素问·四气调神大论篇》所云："春三月，此谓发陈……春气之应，养生之道也；逆之则伤肝，夏为寒变，奉长者少。夏三月，此谓蕃秀……夏气之应，养长之道也；逆之则伤心，秋为痎疟，奉收者少，冬至重病。秋三月，此谓容平……秋气之应，养收之道也；逆之则伤肺，冬为飧泄，奉藏者少。冬三月，此谓闭藏……冬气之应，养藏之道也；逆之则伤肾，春为痿厥，奉生者少。"顺应自然就是顺应阴阳的变化，所以《内经》云："阴阳四时者，万物之终始也，死生之本也。逆之则灾害生，从之则苛疾不起……从阴阳则生，逆之则死，从之则治，逆之则乱。"

生活中如何顺应季节而养生？以阳气为例，冬季天寒地冻，阳气闭藏，应该做到以下三点，第一，"早卧晚起，必待日光。"冬季天未破晓之时，寒气尚重，阳气需要闭藏；日出之后，阳气上升，才可以随之而动。第二，去寒就温。冬三月，水冰地坼，阳气闭藏，人亦远离寒冷，顾护阳气，不可饮冷少衣，深居寒室，使阳气受损，折寿而不彰。第三，无泄皮肤，使气亟夺。冬季万物蛰伏，阳气内敛，得以蓄养，如若妄动使腠理开泄，汗出过多，阳气必损。人在适应自然的同时，也可以掌握自然变化的规律，由"法则天地""逆从阴阳"到"提挈天地，把握阴阳"最终达到"寿敝天地，无有终时"。

二、形与神俱

形，指形体；神，广义是指人体生命活动外在表现的总称，狭义是指精神、意识、思维活动。神在中医学中有三种意思：第一，自然界事物运动变化的规律。如"阴阳不测谓之神"。第二，对人体生命现象的高度概括，如《灵枢·天年》篇："何者为神？岐伯曰：血气已和，营卫已通，五脏已成，神气舍心，魂魄毕具，乃成为人。"第三，人体的精神、意识、思维活动。我们这里所说的形与神俱的神，是狭义的神，即人的精神、意识、思维活动。

对于养生而言不但要养其形，更要养其神，因为"精神之于形骸，犹国之有君也。神躁于中，而形丧于外，犹君昏于上，国乱于下也。"精神对人体的影响不可小觑，如嵇康所言："夫服药求汗，或有弗获；而愧情一集，涣然流离。终朝未餐，则嚣然思食；而曾子衔哀，七日不饥。夜分而坐，则低迷思寝；内怀殷忧，则达旦不瞑。"

如何养神？

第一，养神贵静。静是指内心的宁静，内心宁静，无为而不争。老师常说："天地之间，物各有主，苟非吾之所有，虽一毫而莫取。"这里需要注意老师所说的不争，不是想争而强抑不争，而是"知名位之伤德，故忽而不营"。老师在诊病时也常告诫一些肝气郁滞而易怒的患者，不要生气，是让患者把任何事情想通，不要影响自己的情绪，带来身体上的疾病，而不是患者要发怒而强行压住，这样更不利于健康。

第二，以形养神。有形体才有生命，有生命才能产生精神活动，所以，形体是第一性的，精神是第二性的。形体健康，气血充足，才能使神有所养。如张景岳云："形之肥瘦，营卫血气之盛衰，皆人神之所赖也。故欲养神者，不可不谨养其形。"

总之，养生要做到形神兼备，"形与神俱"，通过养形使气血充足，神有所养才能保证人体脏腑组织的正常功能活动及气血运行的正常。"形与神"二者相互依附而不可分割。形与神二者也相互影响，形病可以影响到神病，如"肝气虚则恐，实则怒；心气虚则悲，实则笑不休"；神病亦可影响到形病，喜、怒、忧、思、悲、恐、惊过用则致病，正如"喜伤心、怒伤肝、忧伤肺、思伤脾、恐伤肾"。故只有保持精神愉悦，情志调畅，使脏腑功能协调，正气旺盛，则邪不易侵，如《黄帝内经》所云："恬淡虚无，真气从之，精神内守，病安从来。"

三、进补需慎

对于补品老师的观点是尽量少服用，老师认为，最好的补品就是日常饮食，而药物则是用来治病的，再名贵的药物如果人体不需要，服之则有害无益，如徐大椿所言："圣人之所以全民生也，五谷为养，五果为助，五畜为益，五菜为充，而毒药则以之攻邪。故虽甘草、人参，误用致害，皆毒药之类也。古人好服食者，必有奇疾，犹之好战胜者，必有奇殃。是故兵之设也以除暴，不得已而后兴；药之设也以攻疾，亦不得已而后用。"

对于饮食，老师的观点是不要偏废，喜欢的食品可以多食用一些，不喜欢的食品可以少食用一些，但不能不食用。在饮食调养时，一定要注意食品的搭配调节，不可偏食一类食品，否则，日久会引发疾病，如《素问·五脏生成篇》所云："多食咸，则脉凝泣而变色；多食苦，则皮槁而毛拔；多食辛，则筋急而爪枯；多食酸，则肉胝皱而唇揭；多食甘，则骨痛而发落。"对于饮食老师还有一个观点，就是服用应季食品，春温、夏热、秋燥、冬凉，人体亦随之相应，如果长时间进食反季节食品，就如我们治疗时使用了错误的药物使"热者热之，寒者寒之"，日久也会诱发疾病。

对于年老体弱或大病初愈者，确实需要补养者，老师认为可以根据患者的体质，予以适当地调补，但不能过，过则为害，如《黄帝内经·至真要大论篇》所云："五味入胃，各归所喜，故酸先入肝，苦先入心，甘先入脾，辛先入肺，咸先入肾，久而增气，物化之常也，气增而久，夭之由也。"很多疾病是由于过度补养产生的，所以，对于保健养生老师的观点是"慎补"。

对于养生而言，老师认为与其盲目进补，不如做到食饮有节。第一，进餐的数量要有节制，不能饥饱无常，损伤脾胃，影响健康。如《灵枢·五味》云："谷不入，半日则气衰，一日则气少矣。"若进食不足，不能满足人体正常生命活动的需要，气血生化之源不足，不能保障人体的能量供应而出现营养缺乏，久之可致早衰。反之，"饮食自倍，肠胃乃伤。"饮食过量也会损害人体健康。第二，进餐的时间也一定要有规律，不能今天一日两餐，明天一日四餐，长久下去也会损伤脾胃，影响人体的健康，因此一日中饮食要定时、定量。

四、总结

老师强调，在养生过程中既要注重形体调养，更要重视精神心理方面的调摄，正所谓"形神兼养""守神全形"和"保形全神"。注重形神共养，动静结合，形动有助于心静，心静亦有益于形动，两者兼顾，相得益彰，而延年益寿。老师对于接诊的每一个病人态度都很和蔼，而且在和弟子们平时的交流中也是如此。经常提醒弟子们要心胸宽阔，遇事不怒，想得开，放得下，始终保持心情的平和。对人与事，不要斤斤计较，要为他人多着想。不要过分地追求自己达不到的事情，要知足常乐。在平时的生活中学会与大自然和谐相处，顺应自然，亲近自然，并通过合理的运动调适身心，养成良好的生活习惯，才能享有高质量、有意义的、充满活力的生命。老师认为最好的养生方法不是进食补品，而是注重平时的饮食起居及情志的调畅，做到天人合一以养形，恬淡虚无以养神，形与神俱，而尽终其天年，度百岁乃去。老师虽以温补著称，但其养生观中又提出"慎补"。因为老师认为人体内的气血阴阳太过与不及均可致病，所以在治疗中始终贯穿着"谨察阴阳所在而调之，以平为期"。"故智者之养生也，必顺四时而适寒暑，和喜怒而安居处，节阴阳而调刚柔。如是，则僻邪不至，长生久视。"

第六章　益肾思想

肾在中医脏腑学中占有重要的地位，其功能广泛，作用特殊，有主宰生命之概念，故历代医家称"肾为先天之本""生命之根"。衰老是生命活动的必然发展，自古以来是不可抗拒的自然规律，但随着社会的发展，科学的进步，人们对衰老的延缓，寿命的延长，提出了较高的要求，进行着不断地探索和研究。今从衰老与肾的关系的角度，略述拙见。

一、肾之精气,是人体生长发育衰老的主宰

人的一生自诞生之日起，经过青年、中年、老年这一自然生长发育过程，各种机能也随之生长、发育直至衰老。中医认为这个过程主要是"肾之精气"的盛衰过程。早在两千多年前的《黄帝内经·素问》中就有这样的论述："丈夫八岁，肾气实，发长齿更；二八，肾气盛，天癸至，精气溢泻，阴阳和，故能有子；三八，肾气平均，筋骨劲强，故真牙生而长极……五八，肾气衰，发堕齿槁……七八，肝气衰，筋不能动，天癸竭，精少，肾藏衰，形体皆极；八八，则齿发去。"说明了人从幼年开始，由于肾的精气逐渐充盛，便产生了更换乳齿等生理变化；发育到了青春期,肾的精气进一步旺盛,体内便产生了一种"天癸"物质,使男子产生精子,女子出现月经,故而可以育子;到了老年,肾的精气逐渐衰减,性机能和生殖能力随之衰减,进而丧失,形体也就逐渐衰老。

另外,肾具有藏精的功能。肾脏所藏之精包括先天之精和后天之精两部分,先天之精禀受于父母,是形成生命的原始物质,具有促进生长发育和生殖的功能。后天之精来源于饮食水谷化生的精微物质,通过心脉输布于全身,以营养脏腑、组织、器官,维持人体生命活动,促进人体生长、发育。《难经》云:"肾为五脏六腑之本,十二经脉之根。"因此,肾之精气充盛的人,不但器官功能衰退缓慢,而且精神健旺,筋骨劲强,动作有力;肾之精气虚衰的人,则衰老加快或未老先衰,出现腰痛、脱发、耳鸣、牙齿松动、记忆力减退、性功能低下等。这也就是为什么有的人虽年事已高却鹤发童颜,动作灵敏,老当益壮;有的人年纪轻轻却老态龙钟,未老先衰的原因所在。由此可以得出这样的结论,人的衰老与否、衰老出现的早

与晚、寿命的长与短,均与肾之精气的盛衰有着密切的关系。

二、益肾之法,是延缓衰老的治本之法

衰老是肾虚的外在表现,肾虚是衰老的物质基础。由于肾的生理功能为藏精,主水液,主骨、生髓、通脑,其华在发,开窍于耳及二阴等,故衰老的症状主要表现在腰酸腿软,记忆力减退,双耳失聪,发白齿脱甚至痴呆等。肾之精气,为人体元阴元阳,二者在人体内相互制约,相互依存,形成一种对立的动态平衡。元阴对机体各个脏腑组织器官起着滋养、濡润的作用;元阳对机体各个脏腑组织器官起着推动、温煦的作用。《素问·生气通天论篇》说:"阴平阳秘,精神乃治;阴阳离决,精气乃绝。"一旦阴阳之间的平衡丧失,就会引起衰老的出现。益肾之法通过纠正肾之气血阴阳的盛衰,以保持元阴元阳的协调与平衡,衰老就可以延缓出现。因此,益肾法是延缓衰老的治本之法。此外,由于肾之精气形成的特殊原因,只会出现不足,不会产生有余,即古人所谓"肾无实证",也是我们强调益肾的依据所在。

三、老当益肾,是预防和治疗老年病的重要手段

临床上常见的高血压、动脉硬化、脑萎缩等多种老年性疾病,与内分泌代谢紊乱有关,而所谓内分泌代谢紊乱,与肾之元阴元阳失衡密不可分。一些学者认为,肾虚的人,免疫功能低下,故提出"肾气—免疫—寿命"之设想,并制定出了益寿延年的法则:调补肾之精气—提高免疫机能—防病延缓衰老。

老当益肾,分为未病先防和已病防治两方面。未病先防,就是预防在未病之先,即"治未病"。中医在养生防病中的气功、饮食调摄、劳逸结合、武术等法,其主导思想,均是保持体内的元真之气充沛旺盛,使肾之精气经常保持阴平阳秘的健康状态,从而起到防病健身、延缓衰老的积极作用。已病防治,总的原则是"培其不足,不可伐其有余"。根据病因的不同,一般分阴虚、阳虚或阴阳两虚,故可采用固摄肾气、纳气归肾、温补肾阳、温阳化水、滋养肾阴、滋阴降火等法治疗。

综上所述,人到老年,无论有无明显的衰老症状,保持肾之精气的充盛是首要任务,故应强调补益肾之精气。从老当益肾,达到老当益壮的目的,努力做到健康长寿,老而不衰。

第七章　冬病夏治

慢性支气管炎、慢性阻塞性肺疾病、支气管哮喘等疾病常反复发作，经久难愈，其症以咳、喘、痰、嗽为主，多于冬季加重，夏季减轻。究其为病之因，多系年老体弱之人脾肾阴阳双亏、脾虚失运，肾虚不化、水湿聚为痰浊，上蕴于肺、久成窠臼，遂成宿疾夙根，阻碍肺气之宣发肃降。入冬则阴盛而阳衰，痰浊每随风寒而动，则病情加重；入夏阳气转盛，痰浊阴邪潜伏于内，则症状减轻。对于此类顽疾，宜在发作之时急则治其标、消息之时缓图其本。遵"冬病夏治"及"春夏养阳、秋冬养阴"之经旨，老师创制"补肺固本合剂""补肺益寿合剂"治疗本病，这两种合剂在甘肃省中医院临床应用30余年，20世纪90年代已成为甘肃省中医院院内制剂。其中，补肺固本合剂夏天服用，补肺益寿合剂冬天服用，二者均治疗缓解期肺系疾病。下面重点介绍一下补肺固本合剂（【甘卫普制（94）188-04】），其用于阳虚型的慢性肺系疾病的治疗，也是冬病夏治的具体体现。

一、补肺固本合剂"冬病夏治"中医理论研究基础

中医理论研究冬病夏治始于《黄帝内经·四气调神大论篇》"圣人春夏养阳，秋冬养阴，以从其根"，是对中医阴阳、五行、气候、体质等理论的具体应用。中医的阴阳学说认为随着二十四节气的交替，阴阳变化循环往复，冬至与夏至是其变化的转折点，冬至阳始生，夏至阴始生，咳喘多在冬季发病。冬至时节患者体内及自然界的阴气均上升到顶点，阳气消退趋于尽头，易于发病，因寒邪太过，患者到夏至阳气仍未能上升至顶点，而借助自然界上升到顶点的阳气克制患者上升到顶点的阴气，使"阴平阳秘，精神乃治"，达到治疗目的。五行相生相克，《素问·六节脏象论》云："春胜长夏，长夏胜冬，冬胜夏，夏胜秋，秋胜春。"冬病夏治体现了长夏胜冬的克制关系。中医气候学说认为，根据一年的气候特点，春温、夏热、长夏湿、秋燥、冬寒，这是四时五气之气有太过与不及的情况，太过与不及皆可成为致病因素。同时还有四时不正之气，如春气当温，今反为寒，冬令当寒，今反为温，凡此等等，受到气候的影响使人体受

其伤害，正常人夏至热气旺盛，而病人由于冬至寒邪太过，到夏至还未消退，此时处于病理状态的阳虚，要依靠夏季自然界阳气隆盛的影响与促动，虚阳才有欲动趋于好转之趋势，乘势制约其太过，达到阴平阳秘。中医体质学说认为体质禀赋于先天，受后天因素(生活环境、衣食、医药等)的影响而发展变化，形成不同体质。体质差异导致对外邪的抵抗能力不同。咳喘病人夏至用辛温药可以温阳气、祛寒邪；或以壮阳药在阳气渐退之时随而济之，补充阳气，均可改善阳虚体质，消除病根。体质特点决定了发病的易感性及倾向性，对不同患者依据各自体质特点，做到辨证论治。

二、补肺固本合剂治疗肺系疾病的临床优势

慢性支气管炎、哮喘、阻塞性肺部疾病等在寒冬季节容易发病或病情容易加重，主要表现是：咳、痰、喘。属中医学"咳嗽""痰饮"范畴。多因正气虚弱，感受风寒而诱发，且好发于冬季，祖国医学统称为"冬病"。春夏阳盛于外，阴虚于内；秋冬阴盛于外，阳虚于内，周而复始，循环无端。每个环节的阴或阳的偏失，就会引起人体的病理变化。因此应时而调其阴阳，截断其发病的根源，是防治为一体的最佳治疗方法。根据天人相应的原理，在人体腠理疏松开泄，荣卫通达的夏季，扶助正气，祛除机体内伏寒邪，起到"缓治其本""不治已病治未病"的目的，即冬病夏治。根据阴阳学说，在一年的气候变化中，冬至与夏至是阴阳转化的两个转折点，冬至阳生，夏至阴生，从冬至开始，阳气开始复生，阴气开始消退，到了夏至，阳气的胜复达到了顶点，同时阴气的消退也趋于尽头。冬病好发于寒冷季节，当冬至来临，阴气的胜复达到了顶点，阳气的消退也趋于尽头时，病人也因同样阴气的胜复达到了顶点，阳气的消退也趋于尽头，这时最易发病。因此，当到了夏至阳气的胜复达到了顶点，阴气的消退也趋于尽头时，要积极让夏至胜复达到了顶点的阳气去驱散病人胜复达到了顶点的阴气，从而使病人失衡阴阳达到平衡，故达到了夏治冬病之目的。冬病发生的根本在于寒邪强盛和阳气亏损，夏治是根据《素问·四气调神论篇》中春夏养阳的原则，强调在炎热的夏季采取各种相应的防治措施，以减少咳嗽、咳痰、气喘的发生和发展。补肺固本合剂在夏至及三伏时令治疗冬病的益处在于：其一，可以乘伏天阳气旺盛之势，祛除体内沉痼之寒邪宿疾；其二，可以有助于亏损阳气的培补；其三，可以更好地发挥中药的药效，达到预防冬病的发作或除病根，从而达到治愈疾病的目的。从五行的角度来论述冬病夏治：根据五行学说，冬病夏治就是长夏胜冬的克制关系。气候学说认为自然界的四时五气及四时不正之气均可影响人体的正常机能，正常人夏至阳气旺盛，而咳喘病人仍处于阳虚状态，依据中医天人相应的思想，借助自然界上升的阳气，推动人体阳虚趋于好转，乘势制约太过之寒气，重新恢复阴阳平衡。从体质的角度论述冬病夏治：根据每一个人体质不同，对外邪的抗御能力自然不同。如肺系病人在冬季，由于寒气太过而致病，即使到了夏至也未能消退，体内阳气较正常人虚弱，这就需要壮阳。补肺固本合剂一是采用辛温之药以温化寒邪，以消除冬病之病根；二是采用随而济之的补法，即在夏至以后，阳气渐去以壮阳之药随而济之，起到壮阳的作用。且因春生而夏长，伏天补虚恰能借人体阴阳长旺之势，既达扶正固本之目的，又收事半功倍之佳效。人体阴阳在此阳气最旺的时期获得平衡，正气自然旺盛，抗御外邪能力增强，就可达到"正气存内，邪不可干"的平秘境界。

三、补肺固本合剂处方及方解

补肺固本合剂由肉桂、黄芪、党参、山药、熟地、枸杞等10余味中药组成。

君药：《临证指南医案·喘》云："在肺为实，在肾为虚""久必及肾"，故从肾入手，选肉桂等为君药相伍为用，意在温肾化痰、助阳纳气。肉桂味辛、甘，性热。有温补肾阳、温中逐寒、宣导血脉的作用。偏暖下焦，并能纳气归肾、引火归原。《本草汇言》云："肉桂，治沉寒痼冷之药也。凡元虚不足而亡阳厥逆，或心肾久虚而痼冷祛寒……借此味厚甘辛大热，下行走里之物，壮命门之阳，使阳长则阴自消，而前诸证自退亦。"

臣药：加强君药温肾的同时，更能补火暖土，培土生金。黄芪味甘、性微温，归肺、脾经，功能补气升阳，益气固表，甘温升补而入肺脾，为补气升阳之良药，善治脾气不足及肺气亏虚之证，培土生金。《脾胃论》云："脾胃之气既伤而元气亦不能充，而诸病之所由生也。"《石室秘录》云："治肺之法，正治甚难，当转治以脾，脾气有养，则能生金。"而且扶土上可荫肺，下可制水，实为治本之法。党参性味甘平，归脾、肺经。功用补气健脾，生津养血。《本草纲目拾遗》："治肺虚，能益肺气。"

佐使药：除益肾水而使肺金自降外，还可防止君、臣药之燥性。熟地甘、微温，归肝、肾经。功用养血滋阴，补精益髓。枸杞甘、平，归肝、肾、肺经。滋补肝肾，润肺。山药甘、平，归脾、肾、肺经。益气养阴，补脾肺肾。与党参、黄芪、五味子配合补脾胃以益肺气。

服用方法：补肺固本合剂每年夏至开始服药，每次50ml，每天2次，夏至、头伏、末伏各连服5天，中伏连服10天，3年为1个疗程。

四、总结

慢性支气管炎、慢性阻塞性肺疾病、支气管哮喘等病多见于久病或年老之人，以气虚、阳虚为其本，宿痰内积于肺为其标；又感四时之气为其诱因而发病。且甘肃地区气候寒冷干燥，宿痰遇寒则凝，阻于气道，肺失宣肃，而致咳嗽，故慢性咳喘在冬春季节多加重。根据缓治其本的原则，于夏至开始治疗，改善和控制冬病效果最显著，因伏天补虚恰能借人体阴阳长旺之势，既达扶正固本之目的，又收事半功倍之佳效。人体阴阳在此阳气最旺的时期获得平衡，正气自然旺盛，抗御外邪能力增强，就可达到"正气存内，邪不可干"的平秘境界。根据阴阳学说，在一年的气候变化中，冬至与夏至是阴阳转化的两个转折点，冬至阳生，夏至阴生。因此，当夏至阳气的胜复达到了顶点，阴气的消退也趋于尽头时，要积极让夏至胜复达到了顶点的阳气去驱散病人胜复达到了顶点的阴气，从而使病人失衡阴阳达到平衡，故达到了夏治冬病之目的。夏季三伏天是一年当中阳气最旺之时，根据中医天人合一的理论，此时用温阳法治疗寒气病。根据"春夏养阳""冬病夏治"等基本法则，夏用集温、逐、补、纳于一炉的补肺固本合剂能两热相得，更能扶正祛邪。《内经·四气调神大论篇》云："春夏养阳，秋冬养阴，逆之则灾害生，从之则苛疾不起。"因此，对临床有形寒肢冷、多汗气短、腰膝酸软、大便溏薄、小便清长等脾肾阳虚证候的患者，选用补肺固本合剂补肾温阳健脾，均能取得很好的治疗效果。在此还须特别指出的是，有些患者并没有阳虚的症状，根据天人相应的生态医学观，只要没有明显的湿热表现，仍可在夏天予以养阳方法治疗。在用药方面，我们体会到必须是在夏至至立秋，尤其伏天是冬病夏治的最佳季节。因为伏天时人体皮肤腠理疏松，阳盛于外而虚于内，故养其内虚之阳，以助生长之能，达到扶正祛邪、促进病愈之目的，这就是春夏养阳的道理。

　　"冬病夏治"是祖国医学的一个重要特色。按"春夏养阳，秋冬养阴"的原则，利用夏季气温高，人体阳气充沛的有利时机，通过调整人体的阴阳平衡，宿疾除去，患者得以康复。根据中医急则治其标、缓则治其本的治病原则，在夏季肺系疾病患者症状缓解期间，根据辨证论治的结果进行相对应的治疗，可收到事半功倍的效果。补肺固本合剂通过多年临床研究表明，患者行冬病夏治可以显著减少或消除咳喘的发作，并通过后天因素来逐步改善患者体质，将疾病消除在萌芽状态。

第八章 "脾色环唇"

——辨治脾虚证的独特方法

一、概述

老师在辨治脾虚证等方面经过数十年临床实践，总结归纳出具有其特色的辨证方法。该方法通过望诊，即观察患者唇周的颜色发黄的程度，并结合病人症状、体征、舌脉，进行辨证诊断，即"脾色环唇"。

"脾色"即脾病之色（黄色），"环唇"即口周，黄色独现于口唇周围称为"脾色环唇"，临床常见于脾胃功能低下者。

二、理论阐释

口唇与脾胃的关系最为密切，口为脾之官，脾开窍于口，其华在唇。如《素问·六节藏象论篇》说："脾、胃……其华在唇四白。"《素问·五藏生成篇》说："脾之合肉也，其荣唇也。"《素问·金匮真言论篇》说："中央黄色，入通于脾，开窍于口。"《灵枢·阴阳清浊》篇云："胃之清气，上出于口。"这些条文均表明口唇与脾胃有直接的关系。《灵枢·经脉》有"胃足阳明之脉，起于鼻，交颏中，旁约太阳之脉，下循鼻外，入上齿中，还出挟口，环唇"的描述，指出胃经分布与环唇的联系；《灵枢·经筋》中"足阳明之筋……上颈，上挟口"描述了胃经在口周的分布，记载了口唇与足阳明胃经的密切关系。

《灵枢·五色》曰："青为肝，赤为心，白为肺，黄为脾，黑为肾。"即脾的正色为黄色。但黄色亦为脾病之色，主脾虚、湿证。多由脾虚机体失养，或湿邪内蕴，脾失运化所致。若黄色独现于唇周，多属脾胃气虚，气血不足。

脾开窍于口，其华在唇。其华在唇是说脾的精气健旺与否，可由口唇表现出来，即唇为脾之外候。因脾为气血生化之源，脾的运化功能健旺，则气血旺盛，口唇红润光泽；若脾气不健，气血不足，多见口周萎黄无华。因此老师认为唇周属脾，唇周的变化既然首先反映脾的病变，而黄色亦是脾色所主，那么病人口唇周围独现黄色能从一定程度上反映患者的脾胃功能，提示脾胃虚弱，老师称之为"脾色环唇"，临床常见于脾胃功能低下者。可作为脾虚证的诊断指标之一。

观察"脾色"是否"环唇"实际上运用了中医望诊中的色诊，这也是中医独特的诊断方法之一。面部色诊法早在《黄帝内经》中就已确立，《黄帝内经》认为面部的色泽变化可反映脏腑疾病，确定病邪的性质和正气的强弱。望诊作为四诊之一虽较其他三诊直观，但是依然会受到医生的经验和语言表达能力的限制，在临床中出现诊断标准不一致的情况，从而影响了临床疗效的提高和经验的继承。随着20世纪80年代以来颜色光学理论的发展和测色仪器的更新，国内外已能用精密仪器测定物体颜色，为中医色诊学走向现代化提供了可能。

三、基本操作方法与要求

"脾色环唇"辨治脾虚证方法包括辨证原则、辨证特点、基本操作步骤、具体辨证依据及相关注意事项。

（一）辨证原则

依据四诊辨证，重视望诊与脉诊辨证。

（二）辨证特点

首望唇周颜色，再望舌体、舌质、舌苔，结合脉诊及是否兼见食少、腹胀等临床表现。

（三）基本操作步骤

"脾色环唇"辨治脾虚证的辨证方法主要包括8个步骤。

1.通过望诊，观察唇周颜色是否发黄，黄色是否独现于唇周。

2.通过舌诊，辨舌体、舌质、舌苔等情况。

3.结合脉诊，依据脉之沉、细、缓、弱。

4.通过问诊，了解是否兼见食少、腹胀。

5.检测方法：采用测量皮肤颜色表色体系的均匀颜色空间体系的Lab方法。将所有的颜色用L、a、b 3个值表示，并用三维坐标来定义。L为垂直轴代表亮度，其值从0（黑）~100（白），皮肤L值越大肤色越白。a、b是水平轴，a值代表绿红轴上颜色的饱和度，负值表示绿色，正值表示红色，a值越大肤色越红；b值代表蓝黄轴上颜色的饱和度，负值表示蓝色，正值表示黄色，b值越大肤色越黄。结合临床，设定脾色环唇患者唇周黄色程度与b-a值的关系为$1 \leqslant b-a \leqslant 7$为淡黄，$7 < b-a \leqslant 11$为萎黄，$11 < b-a \leqslant 24$为垢黄。

6.检测部位：依据"脾色环唇"理论，唇周及颧部Lab值具体提取方法如下：取被检测者唇周右侧地仓穴与水沟穴连线的中点为唇周第一个Lab值提取部位，左侧地仓穴与承浆穴连线的中点为唇周第二个Lab值提取部位，以体现环唇之意，之后再将两点连线向右上顺延至颧部，且与瞳子髎穴向下的垂直线的交叉点为第三个Lab值提取部位即以颧部作为对照部位进行测量，获得L、a、b各值。

7.色诊图像的采集要求：被检测者当天面部不能外用护肤品、不能化妆、不能饮酒和做剧烈活动。

8.采用Canon Power Shot SX30 IS数码相机对面部进行拍照，对所得面部图像通过"Adobe Photoshop CS"软件读取右上左下唇周及颧部的L、a、b值。

（四）具体辨证依据

1.主要依据：黄色独现于唇周；舌质淡，舌体胖大，边有齿痕，苔薄白或薄腻；脉沉细、沉缓、细弱等。

2.次要依据：食少、腹胀。

3.注意事项："脾色环唇"辨治脾虚证时，对四诊的内容有权重之分。权重第一即为望诊，首先望唇周颜色，黄色独现于唇周才为"脾色环唇"；再望舌体、舌质、舌苔等情况。权重第二为切诊，脾虚证患者常见沉细、沉缓、细弱等脉。权重第三为问诊，主要内容包括症状特点、病史、病因、诱因等，其中食少、腹胀为主要的症状特点。权重第四为闻诊，主要闻声音之高低，口气之清浊。老师强调四诊虽以望、切为主，但应四诊合参。

4.证候轻重分级：根据黄色独现于患者唇周的深浅程度：垢黄，萎黄，淡黄；舌：舌质淡，舌体胖大，边有齿痕，苔薄白；脉：沉细、沉缓、细弱；食少、腹胀等症状是否兼见，将脾虚证分为轻、中、重三级。

轻度：唇周独现淡黄色（黄而明亮），舌质淡，苔薄白，脉沉细，食少。

中度：唇周独现萎黄色（黄而晦暗），舌质淡，舌体胖大，脉沉缓，腹胀。

重度：唇周独现垢黄色（黄而显黑），舌质淡，舌体胖大，边有齿痕，苔薄白或薄腻，脉细弱，食少，腹胀。

四、基本处方及用药原则

老师治疗脾虚证的基本方剂即运脾汤，其组成如下：党参10g，白术10g，茯苓10g，佛手10g，枳壳10g，石菖蒲10g，炒麦芽15g，仙鹤草30g。方中枳壳为调气运脾的关键药物，依脾运失健的程度而有小运（10～15g）、中运（20～30g）、大运（35～60g）之别，最大可用至80g；而白术亦为必不可缺之药，依脾虚程度及便秘轻重决定药量，轻度者常用15～30g、中度者用至30～60g、重度者可用至60～120g。两药一补一消，相须为用。

加减用药：老师强调用药宜少而精，多则影响原方功效，临证之时需灵活掌握。若气虚明显者加黄芪，中虚有寒者加高良姜、香附；阴血亏虚者加当归、白芍；气滞明显者加香附、砂仁；兼有痰湿者加半夏、陈皮；湿盛苔腻者去党参，加苍术、厚朴；兼有郁热者加连翘；便秘者在重用白术、枳壳的基础上，酌加郁李仁、肉苁蓉；若肝郁犯胃而泛酸者加浙贝、乌贼骨、黄连、吴茱萸；食积呃逆者加鸡内金、陈皮；确诊为萎缩性胃炎或久病入络者加莪术、川芎、郁金等。

五、临床应用原则

1.适应人群：脾虚证患者。

2.应用前提：掌握"脾色环唇"望诊特点。

3.应用原则：以"脾色环唇"辨治脾虚证的方法为指导原则，结合其辨证特点、辨证步骤及辨证依据进行辨证。

4.应用注意：①辨证时应注意区分伪黄，即食物、药物等染色所致之唇周发黄。②望唇周颜色时还受到患者肤色和光线的影响，一定是黄色独现于唇周，面色皆黄者不适用于此方法辨证；诊室光线阴暗也会影响辨证。③"脾色环唇"辨治脾虚证的方法指导下处方用药原则是治疗脾虚证常用的处方用药原则，临证还需根据具体病证变通应用，尤其是枳壳的应用，建议从小运开始，即枳壳10～15g。

六、特色优势

就脾虚证的诊断而言既往的诊断标准相对复杂，如《中医临床诊疗术语（GB/T 16751.2—1997）》中制定的脾虚证辨证标准为：凡以食少、腹胀、大便溏薄、神疲、肢体倦怠、舌淡脉弱为常见症的证候即可诊断为脾虚证。而老师"脾色环唇"辨治脾虚证的方法更加直观和简便易行，其诊断标准为：凡以脾色环唇，舌淡胖或有齿痕，脉沉、缓、细弱或兼见食少、腹胀为常见症的证候。

其具有以下三点优势：①通过望唇周独现的黄色、舌、脉即可诊断脾虚证，其辨证方法简单易行。②根据黄色独现于患者唇周的深浅程度：垢黄，萎黄，淡黄；舌：舌质淡，舌体胖大，边有齿痕，苔薄白；脉：沉细、沉缓、细弱；食少、腹胀等症状是否兼见，将脾虚证分为轻、中、重三级。尤其是轻度脾虚证患者尚未出现腹胀、便溏、倦怠等典型脾虚证症状时即可早期诊断，早期治疗。③治疗脾虚证从动态观念出发，以健脾助运、调整升降为要。提出了"以运为健、以运为补"的指导思想，以及"健脾先运脾，运脾必调气"的治疗原则。

下篇

王自立教授临证经验

第一章 运脾思想的临床应用

脾为阴土，胃为阳土，脾喜燥恶湿，胃喜润恶燥。叶天士云："纳食主胃，运化主脾。脾宜升则健，胃宜降则和。"脾胃互为表里，气机升降相因，燥湿互济，化水谷为精微，共为气血生化之源；因此古人将脾胃称作"后天之本"。《内经》云"脾者，土也""土者生万物"，脾病则"五脏不安"。脾胃健运，则气血、阴阳俱荣；脾胃衰，化源乏，则机体各部俱衰。正如元代李东垣所说："内伤脾胃，百病由生"。老师通过多年的临床实践，发现脾胃病多以本虚为主，标实为辅，常由虚致实，虚实夹杂。以升降失常为主要病机，以脾气不行为主要矛盾，兼见痰饮内停、气滞血瘀等。故老师认为治疗脾胃病既离不开一个"补"字，又不能单纯施补而不顾其实。应该从动态的观点出发，以健脾助运、调整升降为要。临证之时不忘顾护脾胃，形成了独特的运脾思想。在总结前人经验的基础上，创立运脾汤一方补运同举，治疗脾虚失运证疗效显著。

一、验案举隅

（一）口臭案

患者女，35岁，口臭3月余。患者自述既往有结肠炎病史多年，现已治愈。近3月来口臭明显，伴有口干口苦，纳差，夜寐欠佳，大便调。舌淡胖，苔薄白，脉沉细。中医诊断：口臭。证属：脾虚失运。治宜健脾助运。方用运脾汤加减，处方：党参10g，白术15g，茯苓10g，佛手15g，枳壳20g，麦芽10g，山楂10g，甘草5g。7剂，一日1剂，水煎分服。二诊患者诉口臭除，口苦明显减轻，仍有口干，纳食增加，夜寐可，舌脉同前。上方麦芽调至15g。7剂，一日1剂，水煎分服。三诊：患者诉晨起口苦，大便不成形，一日1行。上方白术减至10g、枳壳减至10g，加干姜5g、细辛5g。继服7剂。

【按】 口中异味多由脾胃运化、腐熟功能异常所致，本案患者久病不愈，脾胃虚弱，运化失司，清气不升，浊气不降反逆，故口臭甚。脾胃运化失常，故纳差，舌淡胖、苔薄白、脉沉细均为脾胃虚弱之象。老师以运脾汤运脾、健脾、补脾。方中党参、白术健脾益气以助运，茯苓健脾化湿，佛手理气而不伤阴，枳壳理气宽中，与佛手相合以运脾调气，麦芽健脾化湿和中，兼以疏肝理气，山楂健胃消食，诸药合用，既补气以助运，更调气以健运，使脾运复健，升降如常，则口臭可愈。

（二）胃痞案

患者男，44岁，胃脘胀闷不适半年。患者既往有慢性萎缩性胃炎病史，近半年出现胃脘胀闷不适，食后明显，大便干，夜寐差。舌质淡，舌体胖大，苔薄白，脉沉。中医诊断：胃痞。证属：脾虚失运。治宜健脾助运。方用运脾汤加减，处方：党参10g，白术15g，茯苓10g，佛手10g，枳壳15g，炒麦芽10g，细辛5g，仙鹤草15g，甘草10g。7剂，一日1剂，水煎分服。二诊：胃胀缓解，大便调。舌质淡，苔薄白。上方细辛加至10g。7剂，一日1剂，水煎分服。三诊：胃胀未发作，大便调。舌质淡，苔薄白。上方党参加至15g、白术加至20g。7剂，一日1剂，水煎分服，以巩固疗效。

【按】 老师强调胃痞一病需分清虚实论治，尤须辨明脾虚与湿阻，二者的区别点在于舌苔。本案患者舌苔薄白，湿邪之象不显，病机关键为脾虚不运、气机不和、升降失常，故方以运脾汤运脾和胃、调整升降，诸症自除，体现了脾以运为健、以运为补的运脾思想。

（三）胃脘痛案

患者女，48岁，胃脘疼痛1月。患者既往有十二指肠球部溃疡病史，近1月出现胃脘疼痛，夜间12点至凌晨2点明显，白天略轻，大便干，夜寐差，早醒。舌质淡，苔薄白，脉沉细。中医诊断：胃脘痛。证属：脾虚气滞。治宜运脾行气。方用香砂运脾汤加减，处方：香附15g，砂仁（后下）10g，党参30g，白术15g，佛手10g，枳壳10g，浙贝母15g，细辛10g，仙鹤草30g，甘草10g。7剂，一日1剂，水煎分服。二诊诉胃痛缓解，大便调，手凉，早醒。舌质淡，苔薄白。上方加桂枝15g、附片5g。继服7剂。三诊患者诉胃痛未再发作，大便调，手凉改善，痰多。舌质淡，苔薄白。上方加半夏10g、麦芽15g。继服7剂以巩固疗效。

【按】 胃痛辨证为脾虚证者，若兼有便秘，重用白术、枳壳可获良效。本案属脾虚不运之证，然初诊兼见气机阻滞、胃腑蕴热、肠腑不降之实，故先予运脾汤，重用白术、枳壳、浙贝母以补中、行气、清热。方中枳壳善能理气宽中、行气消胀，为调气运脾的关键药物，而白术亦为不可或缺之药，两药一补一消，相须为用。气行三焦则胃肠之气得降，郁热得清。继以运脾汤合香砂六君子汤而效。对脾虚便秘之较重者，初剂即用白术、枳壳至30~60g，取其中运之义。

（四）泄泻案

患者女，22岁，紧张后或腹泻或便秘3月。患者3月前出现紧张后腹泻或便秘，晨起感腹胀，经他医几经诊治无效，遂慕名而来。刻下症见：疲乏无力，纳差，口臭，形肥体胖。舌淡红，苔薄白，脉沉弦。中医诊断：太阴病。证属：脾虚不运。治宜运脾化湿。方用运脾汤加味，处方：党参15g，白术15g，茯苓10g，佛手15g，枳壳10g，石菖蒲15g，麦芽20g，桂枝10g，干姜5g，仙鹤草30g，薏苡仁15g，甘草10g。7剂，一日1剂，水煎分服。二诊：药后大便形状明显好转，纳食增；现口臭仍存，口干，胃胀。舌淡红，苔薄白，脉沉但有力。效不更法，上方党参加至20g、白术加至20g、薏苡仁加至30g以加强健脾渗湿之功。7剂，一日1剂，水煎分服。三诊：患者自述服药后，大便一日1行，余症亦除。继服上方7剂以巩固疗效。

【按】　脾易受肝、肾影响。《金匮要略》有云："见肝之病，知肝传脾，当先实脾。""恐伤肾，恐则气下。"紧张应为恐之程度轻者，由于紧张而致气机乘乱，脾不能升清即为泻，或脾运失常，肠道失其推动之力为便秘。看似紧张为发病之因，实为脾胃虚弱。脾胃功能正常则不易为邪气侵，所谓正气存内，邪不可干；邪之所凑，其气必虚。老师以治脾胃为大法，健脾以和胃，脾胃气血旺，不易受肝之邪，在运脾汤的基础上，加桂枝、干姜以温肾阳，达到脾肾双补、脾肾两治的目的。

（五）便秘案

患者男，70岁，便秘1月。患者1月前出现大便干结，3~4日1行，临厕努挣乏力，挣则汗出气短，便后疲乏。舌质淡嫩，苔薄，脉虚。中医诊断：便秘。证属：脾虚不运。治宜运脾益气，行气通便。方用运脾汤化裁，处方：党参30g，白术30g，茯苓12g，佛手15g，麦芽15g，石菖蒲12g，枳壳15g，大黄（后下）2g，甘草6g。7剂，一日1剂，水煎分服。二诊：服药3剂后，大便通，一日1行。上方加黄芪15g、肉苁蓉30g。7剂，一日1剂，水煎分服。

【按】　此案老师曰："患者年老体虚，气虚传送无力。"大肠职司传送糟粕以排出体外，大肠受脾统摄，脾胃虚弱，传送无力而发病，故临床上对治疗便秘不可一味攻下，而要审证求因，辨明虚实。老师遵"脾以升为健，胃以降为和"之旨，认为"脾以运为健，以运为补"，提出"健脾先运脾，运脾必调气"的脾胃病治疗大法，选用运脾汤加减化裁，巧用大黄以调和肠胃，和胃降逆而助脾运，肉苁蓉润肠通便，诸药合用，寓理气于补益之中、调气于健胃之间，脾胃健运，大便自通。

（六）不寐案

患者女，74岁，失眠3月余。患者夜间辗转反侧难以入眠，头昏乏力，心烦易怒，时有胃脘胀闷隐痛不适，食后尤甚，痞满，纳呆，便溏。舌淡胖，边有齿痕，苔白微腻，脉沉细、尺脉弱。中医诊断：不寐。证属：脾胃虚弱，健运失司。治宜健脾助运，调畅气机。方用运脾汤加减，处方：党参15g，白术15g，茯苓15g，佛手10g，枳壳10g，石菖蒲15g，麦芽15g，薏苡仁15g，莪术15g，炙甘草10g，仙鹤草15g。7剂，一日1剂，水煎分服。二诊时患者诉胃脘闷胀减轻，有饥饿感，夜寐有所改善，便不成形，苔微腻，上方薏苡仁加至30g，加干姜10g以健脾温中化湿。继服7剂，一日1剂，水煎分服。三诊：患者诉胃脘部症状基本消失，食纳正常，夜晚可睡6小时以上。舌质淡，苔白。守方以继调运脾胃。

【按】《素问·逆调论篇》曰："阳明者，胃脉也，胃者六府之海，其气亦下行，阳明逆不得从其道，故不得卧也。《下经》曰：'胃不和则卧不安。此之谓也。'"李东垣云："内伤脾胃，百病由生。"《慎斋遗书》云："诸病不愈，必寻到脾胃之中，方无一失。何以言之？脾胃一伤，四脏皆无生气，故疾病日多耶。万物从土而生，亦从土而归……治病不愈，寻到脾胃而愈者甚多。"老师在四诊合参、辨证论治的基础上，非常重视脾胃功能的调理，认为胃气的强弱决定着疾病的转归，通过调理脾胃功能可以增强胃气，促进疾病向愈，并自创运脾汤以治疗脾胃虚弱、健运失司所致疾病，验之临床，诸多久治不愈的疑难杂症，经予调理脾胃之法而获效。

二、体会

《内经》曰："有胃气则生，无胃气则死。"老师强调临床上不管遇到多么复杂的病情，只要病人尚能进食，总是易治；若久病体虚而饮食不能入，当视为危重之患。故治疗必定先从调理脾胃着手。运脾汤是老师数十年临床经验之精华，为其运脾思想的具体体现，并倡导"健脾先运脾，运脾必调气"为临床主导思想，强调调理脾胃在临床上的重要性，在此基础上形成的运脾思想对临床具有重要的指导意义。运脾汤中以枳壳为运脾调气之关键之品，老师临床用之经验丰富，最多时用量可达80g。

老师常说，中医治病，辨证是其关键，更是难点。辨证需要四诊合参，详细问诊，抓住疾病的病机关键，确立证候，拟定治则，选择方药。在脾胃病辨证过程中，老师强调必须要做到知常达变，善于融会贯通，具体问题具体分析。脾胃病证大多病程长且变化多，需要患者长期服药，若是用药不当，则更伤脾胃；治而无功，甚则衍生他证。所以在临床中，老师强调必须坚持辨病与辨证相结合，以辨证为主，并提高辨证的准确率。故老师认为用药之道，贵在切病，辨证准确，则药精方简而效佳。而且在药物用量上，以轻为上，小剂量施治，处处保护脾胃的生发之气；药性则不可过于苦寒以避免伤脾败胃，不可香燥太过恐耗胃阴，不可滋腻大补以碍脾运，尽可能做到补而不滞、滋而不腻、理气而不破气，使得脾胃恢复其正常升降功能，则全身气机运行畅达，病愈正复。运脾汤寓理气于补益之中、寓调气于健胃之间，共奏健脾促运、调气和胃之效。诸药合用，既补气以助运，更调气以健运，使痰湿无由以生，则脾胃无由阻滞，脾运复健，升降如常，诸病自除。

第二章 柔肝思想的临床应用

柔肝思想，是老师在治疗肝病上的独到学术思想，在此思想指导下，老师治疗多种肝病和因肝病影响而致的他脏之病，取得了满意的疗效。肝脏本病或者与肝相关的其他脏腑病变常见证候包括肝血不足、肝郁脾虚、脾虚肝郁、肝火犯肺等，临证治疗时，需时时重视肝脏的特性——肝在生理上为柔脏，主藏血与疏泄，在病理上易表现刚强急暴的特点，因此老师在遣方用药时常以养血滋阴为主，顺应肝脏的生理特性，达到"柔肝"的目的。如以一贯煎滋阴柔肝，逍遥散疏肝养血健脾，芍药甘草汤补益肝血、柔肝缓急，酸枣仁汤养血安神，归芍运脾汤补气健脾、养血柔肝等，以肝血得养，肝体得柔，则肝气自疏。此亦即"养肝即是柔肝，柔肝便为疏肝"之义，体现了中医辨证论治，治病求本的思想。

一、验案举隅

（一）不寐——肝血不足，虚阳上扰证

患者女，48岁。失眠多梦伴烦躁1月。患者无明显诱因1月前出现入睡困难，烦躁，心悸，寐而多梦且易醒，醒后难以复眠，食纳可，二便调。既往有糖尿病病史3年，目前服用二甲双胍片，血糖控制基本平稳。舌红绛，少苔，脉细数。中医诊断：不寐。证属：肝血不足，虚阳上扰。治宜养血安神，清热除烦。方用酸枣仁汤合百合地黄汤，处方：酸枣仁（捣碎先煎半小时）30g，知母15g，五味子15g，生地黄15g，百合30g，远志10g，石菖蒲15g，仙鹤草15g，川芎15g，甘草5g。6剂，一日1剂，水煎分服。二诊：患者诉仍入睡困难，但入睡后可睡至早晨6点左右，烦躁减轻，无心悸。上方加当归20g、白芍10g。继服7剂后告愈。

【按】《金匮要略·血痹虚劳病脉证并治第六》云："虚劳虚烦不得眠，酸枣仁汤主之。"肝血不足血虚肝旺，虚阳上扰，故虚不眠，老师以酸枣仁汤治之。尤怡："魂不藏故不得眠。酸枣仁补肝敛气，宜以为君，而魂既不归，容必有浊痰燥火乘间而袭其舍者，烦之所由作也，故以知母、甘草清热滋燥；茯苓、川芎行气除痰，皆所以求肝之治，而宅其魂也。"本方中尚加入生地黄、百合以养血除烦；石菖蒲安神定志；五味子酸敛，使魂归于肝。二诊加归芍加强养肝血之力。

(二)不寐——肝郁脾虚，郁热扰心证

患者女，36岁。失眠3年。患者平素易怒，3年前出现睡眠时易醒，醒后难眠，渐至入睡困难，夜寐差时，第2天烦躁、易怒更甚，严重时晨起恶心，食纳可，月经先后不定期，经量少，色红。舌质淡红，苔薄白，脉弦细。中医诊断：不寐。证属：肝郁脾虚，郁热扰心。治宜疏肝解郁，清心除烦。方用丹栀逍遥散加减，处方：丹皮10g，栀子10g，柴胡10g，当归20g，白芍20g，茯苓15g，白术10g，薄荷(后下)5g，生姜3片，甘草5g。7剂，一日1剂，水煎分服。二诊时患者诉服药后睡眠明显改善，烦躁减轻，食纳可。上方加酸枣仁(捣碎先煎半小时)30g、远志10g。继服7剂后告愈。

【按】《灵枢·本神》云："心藏脉，脉舍神。""肝藏血，血舍魂。"《素问·五脏生成篇》云："故人卧则血归于肝……"心与肝是母子关系，神与魂都属意识思维活动，情志不遂，肝郁血虚，魂不得藏，神失所养，则失眠，烦躁。本案患者肝郁血虚，脾失健运，郁而生热，烦而不能寐，其病本在肝，以逍遥散化裁治之。逍遥散临床应用非常广泛。张秉成曰："夫肝属木，乃生气所寓，为藏血之地，其性刚介，而喜条达，必须水以涵之，土以培之，然后得遂其生长之意。若七情内伤，或六淫外来，犯之则木郁而病变多。方中以当归、白芍养血，以涵其肝，苓、术、甘草补土，以培其本，柴胡、薄荷、煨生姜俱系辛散气升之物，以顺肝之性，而使之不郁。"

(三)不寐——脾虚肝郁证

患者女，17岁，失眠3月。自诉3月前无明显诱因出现失眠，入睡困难，梦多，神疲乏力，食少纳差。月经周期正常，量多。大便稀溏，小便调。近1年体重增长5kg。舌淡胖，苔薄白，脉弱。中医诊断：不寐。证属：脾虚肝郁。治宜健脾益气柔肝。方以运脾汤加减，处方：党参10g，茯苓10g，炒白术10g，枳壳10g，佛手10g，炒麦芽10g，仙鹤草15g。7剂，一日1剂，水煎分服。二诊时患者诉药后睡眠较前明显改善，梦多，食欲渐增，精神好转，大便时干时溏。遂守上方，加当归10g、白芍10g。继服7剂告愈。

【按】不寐亦称为失眠，是由心神失养或心神不安所致。其在《黄帝内经》

中称为"目不瞑""不得卧"。正常睡眠依赖于人体的"阴平阳秘"，脏腑调和，气血充足，心神安定。脾主运化，为气血生化之源；肝主疏泄藏血，调畅全身气机，故气血的生成与运行，离不开肝脾二脏。病理上，肝脾病变相互影响，以肝郁乘脾多见。老师认为，脾失健运，也可影响肝的疏泄功能，导致"土壅木郁"之证。本案例患者素体脾虚，气血生化乏源，故见神疲乏力，食少纳差，大便稀溏；脾虚不能统摄血液，则见月经量多。脾虚日久，气血匮乏，导致肝血不足，魂无所归，而见多梦；肝血不足，心神失养，则可出现失眠。究其不寐的根本病机，乃脾虚失运所致，故运脾即为补气，运脾即为养血，运脾即为柔肝，此即治病必求于本也。方用运脾汤健脾益气，养血柔肝。正如《灵枢·本脏》所云："脾坚则脏安难伤"。二诊时患者诉失眠较前明显改善，仍梦多，故守前方不变，加当归、白芍补益肝血，以增强柔肝之力。

（四）咳嗽——肝火犯肺证

患者女，75岁，咳嗽伴低热1月。患者1月前因感冒出现咳嗽，伴低热（未测体温），自服抗生素（具体不详）无效。现症：咳痰味咸、色白、量少，疲乏，伴烦躁。舌质红，苔薄白，脉弦数。中医诊断:咳嗽。证属:肝火犯肺。治宜清热养肝，宣肺止咳。方用丹栀逍遥散加味，处方:牡丹皮10g，栀子5g，柴胡10g，当归10g，白芍10g，白术10g，茯苓10g，山茱萸10g，女贞子10g，杏仁10g，桔梗10g，炙甘草5g。7剂，一日1剂，水煎分服。服药7剂后，患者诉咳嗽消失，烦躁减轻。遂守上方去柴胡，加仙鹤草30g。继服7剂，前症尽去。

【按】肝主疏泄、藏血，肺主气、司呼吸。肝肺升降相因，气血相依，经络相连。情志不遂，肝失疏泄，气机不畅，肝气郁结，疾病遂作。老师指出:治肝之病，非柔润不和；治肝必柔肝，柔肝先养肝。肝血得养，肝体得柔，则肝气自舒,木火自灭,邪金自断。丹栀逍遥散加味方中柴胡疏肝,白术、茯苓、甘草健脾,当归、白芍养血柔肝,牡丹皮、栀子疏肝清热,山茱萸、女贞子养肝肾之阴,杏仁、桔梗复肺之宣肃。诸药合用，共奏养肝血、疏肝郁、清肝热之效。

（五）胁痛——肝郁血虚证

患者男，45岁。右侧肋间疼痛1月余。患者诉1月前食用羊肉后出现右侧肋间疼痛不适，呈针刺样疼痛，眼睛干涩，易急易怒，睡眠可，梦多，饮食欠佳，大便黏腻不成形，小便调。舌质红，少苔，脉弦细。中医诊断：胁痛。证属：肝郁血虚。治宜滋阴柔肝，健脾养血。方以一贯煎合逍遥散加减，处方：生地 10g，北沙参 10g，枸杞子 10g，麦冬 10g，当归 15g，白芍 15g，柴胡 10g，炒白术 10g，茯苓 10g，薄荷（后下）6g，炙甘草 6g。7剂，一日 1剂，水煎分服。二诊时患者诉药后右侧肋间疼痛消失，眼睛干涩明显缓解，食欲增加，大便不成形。遂守上方，炙甘草加至 10g。继服 7剂，以巩固疗效。

【按】 胁痛是临床常见的一种自觉症状，最早见于《内经》。病因主要有情志不遂、饮食不节、久病体虚、跌仆伤痛等多种因素。其基本病机为肝络不和。肝体阴而用阳，喜条达而恶抑郁，其经脉挟胃布于胸胁。本案患者平素性急易怒，肝气不疏，久而化热化火，耗伤肝血；食用辛燥之品后郁火加重，肝血愈加损耗，致使肝络失养，不荣则痛，故出现胁痛一症，正如清代尤怡《金匮翼·胁痛统论》所云："肝郁胁痛者，悲哀恼怒，郁伤肝气。"《灵枢·本神》云："肝藏血，血舍魂。"肝血不足，血不摄魂，故而多梦。《灵枢·经脉》云："肝足厥阴之脉……连目系。"《灵枢·脉度》云："肝气通于目，肝和则目能辨五色矣。"肝血不足，血不能濡养目窍，故出现眼睛干涩；肝郁日久，乘犯脾土，故见饮食不佳、大便不成形等脾胃虚弱的症状。老师认为，胁痛一症，当分虚实。本案患者胁痛属虚证，故治疗时遵"治肝必柔肝，柔肝先养肝"的大法，以滋阴养血柔肝为主。肝血得养，肝体自柔，肝络即和，肝气自舒，肝不乘脾，脾运得健，气血得生，肝血亦能得以充养。方以一贯煎合用逍遥散来滋阴柔肝，健脾养血，切中病机，故能取效。二诊患者大便仍不成形，考虑当归补血之中亦有润肠之效，故加大炙甘草剂量，以佐制当归滑润之力，也可补气健脾，增强培补脾胃之功。

二、体会

肝在生理上为柔脏，起着调节人体气血及情志的作用；在病理上表现为刚强急暴的特点，内寄相火，刚猛燥急，易化火生风，亢阳难制。老师"治肝必柔肝，柔肝先养肝"的治疗大法，在肝病及其他脏腑疾病的治疗中，有着重要的指导意义。临床上，对于柔肝方剂的选择，需以中医辨证为前提，以顾护肝之阴血为临证首要，不可一味疏泄、清解、攻伐，否则肝之阴血受损而病势反增，不可不知。

第三章　温阳思想的临床应用

对于阴阳二气老师尤重阳气，认为阳主阴从，阳气之重要，犹如太阳与天体的关系，不可或缺，是生命的根本和动力。正如《素问·生气通天论篇》云："阳气者，若天与日，失其所，则折寿而不彰，故天运当以日光明。"但现代社会人们的不良生活习惯容易使阳气受损，有外寒伤于肌肤、饮冷伤于脾胃，滥用苦寒攻伐阳气，睡眠不足使阳气不能蓄藏，日久使阳气不足。长此以往阳气耗伤，欲度百岁，半百而衰。对于阳虚的治疗，老师遵循"谨察阴阳所在而调之，以平为期"。

一、验案举隅

(一)咳嗽——卫阳虚证

患者女，72岁。咳嗽1周，干咳无痰，入夜尤甚，伴咽痒。舌淡胖，苔薄白，脉沉，尺部尤明显。中医诊断：咳嗽。证属：卫阳虚。治宜调和营卫，温阳固表。方用桂枝加厚朴杏子汤加味，处方：厚朴10g，杏仁10g，桂枝10g，白芍10g，附片(先煎半小时)10g，款冬花10g，枇杷叶15g，蜂房15g，甘草10g，生姜3片。7剂，一日1剂，水煎分服。二诊：自诉药后咳嗽明显减轻。上方加黄芪30g、白术15g，附片加量至20g(先煎1小时).再服10剂，咳嗽消失，体质亦强矣。

【按】《伤寒论》曰："喘家作，桂枝加厚朴杏子汤佳。"又曰："太阳病，发汗，遂漏不止，其人恶风，小便难，四肢微急，难以屈伸者，桂枝加附子汤主之。"老师常用此类方治疗慢性咳嗽。桂枝加厚朴杏子汤由桂枝汤加厚朴杏仁而成，专治太阳中风兼咳喘之证，具有解表、调和营卫、降气止咳之效。本案方中厚朴、杏仁降气止咳，桂枝、白芍、甘草、生姜调和营卫，附片温肾助阳以固表，款冬花润肺止咳，枇杷叶宣肺止咳，蜂房搜风剔络。二诊时加黄芪、白术益气固表，附片加量以加强温阳固表之力。老师强调"阳密乃固"，肺表得固，则邪气无以侵袭。

(二)心悸——心肾阳虚证

患者男，52岁。因心悸气短，下肢浮肿就诊于兰州某医院，诊断为：风湿性心脏病合并重度心衰。以地高辛（0.125mg/d）治疗1周，病情虽有缓解，然患者出现黄视、恶心等症。心电图报告洋地黄中毒，求治于中医。诊见：心悸、气短、面色黧黑、口唇紫暗，双下肢浮肿延至膝上。舌淡胖，舌苔白润，脉沉无力、结代。中医诊断：心悸。证属：肾阳亏虚，水湿内聚，上凌于心。治宜温肾助阳，化气行水。方用真武汤化裁，处方：制附片（先煎半小时）10g，茯苓15g，炒白术20g，白芍10g，生姜15g，川芎10g，丹参15g。6剂，一日1剂，水煎分服。二诊：自诉服药后心悸、气短减轻，下肢浮肿消退至膝下。药已中的，前方加桂枝10g、泽泻10g继服。共30余剂而愈，随访3年心悸、水肿等症再未复发。

【按】本案之心力衰竭属中医心肾阳虚之证而治重在温肾助阳。肾阳充盛，津液蒸腾，水液正化，则无凌心之虑、水肿之患。先贤云："欲温心阳，先助肾阳。"故本例以温补肾阳为主，肾阳充沛，自当离照当空，则阴霾自散。张景岳云："天之大宝，只此一丸红日；人之大宝，只此一息真阳。"正此之谓也。

（三）泄泻——脾胃虚寒证

患者男，21岁，腹痛腹泻2月余。患者2月前酒后受凉出现腹痛、腹泻，之后腹部迎风即脐周疼痛，痛必泻，泻下如水样，大便每日3~4次，平素纳差，小便调。舌质淡，苔白微腻，脉沉细。中医诊断：泄泻。证属：脾胃虚寒。治宜温中散寒，健脾化湿。方用理中汤加减，处方：党参15g，黄芪30g，白术15g，桂枝10g，五味子10g，防风10g，香附10g，小茴香15g，干姜5g，白芍10g，椿根皮15g，薏苡仁15g。7剂，一日1剂，水煎分服。二诊：患者服药后，迎风仍有脐周疼痛，但痛不必泻，大便每日2~3次，不成形，纳差，小便调。舌质淡，苔白微腻，脉沉细。上方桂枝加至30g、小茴香加至30g。7剂，一日1剂，水煎分服。三诊：患者偶有腹部隐痛，大便每日1~2次，粪质稀薄，小便调。舌质淡，苔薄白，脉沉。上方加茯苓30g、山药30g、风眼草30g。7剂，一日1剂，水煎分服。

【按】本案患者酒后受凉伤及脾阳，脾阳不足，不能温煦中焦，中焦寒凝湿滞，故见腹痛；寒凝则气滞，当以泻下为畅，故腹痛即泻；湿浊停滞，肠道不能泌清别浊，故泻如水样。老师以党参、黄芪温补其气；桂枝、小茴香、干姜以散其寒；白术、薏苡仁化其湿；香附行其气滞；五味子、白芍酸收，使泻中有收，散中有敛；防风为理脾引经药，李东垣曰"若补脾胃，非此为引用不能行"，且防风有祛风胜湿之功，其性升浮，升阳可以止泻；椿根皮祛风除湿，因风能胜湿。二诊时加强温中散寒之力，腹痛虽除，湿浊未化。三诊加茯苓、山药健脾以利湿，涩肠止泻。诸药合用，温中散寒，祛风除湿，涩肠止泻。

（四）泄泻——脾肾阳虚证

患者男，28岁，腹泻4年。患者述2007年初出现进食早餐后呕吐，呕吐物多为清水，胃镜检查示：浅表性胃炎。予对症治疗后呕吐止，后出现间断性腹泻，大便每日3~5次，粪质稀薄，臭秽不甚，腹泻前有腹痛，肠镜检查正常。舌淡红，苔微腻，脉沉细，尺弱。中医诊断：泄泻。证属：脾肾阳虚。治宜温中散寒，健脾化湿。方用附子理中汤加减，处方：黄芪30g，党参15g，白术15g，茯苓30g，薏苡仁30g，附片（先煎半小时）10g，干姜10g，焦麦芽10g，白豆蔻10g，仙鹤草10g。7剂，一日1剂，水煎分服。二诊：患者腹泻同前，仍每日3~5次，自诉每日第一次大便时间为晨5~6点，到点必须起床解大便。手脚凉，小便调。舌质淡，苔薄白，脉沉细，尺弱。上方去白术，黄芪加至50g、干姜加至20g、附片加至30g（先煎1.5小时），加苍术20g、肉豆蔻30g、吴茱萸15g。7剂，一日1剂，水煎分服。三诊：患者晨起解大便，无腹痛，肠鸣明显，大便每日3~5次。舌淡红，苔微腻，脉沉细，尺弱。上方去吴茱萸，加五味子20g、山药30g、赤石脂30g、干姜加至30g。7剂，一日1剂，水煎分服。四诊：患者大便每日1~2次，晨起而解，但不急迫。嘱上方继服7剂，停药后服四神丸2周。

【按】本案初诊时只听患者叙述大便次数多，粪质稀薄，先入为主认为是理中证，但服药后疗效不显。二诊问及腹泻时间，得知第一次为早晨5~6点，且因解大便而起床，于方中加入肉豆蔻、吴茱萸。三诊腹泻缓而未解，又于方中加入五味子、山药、赤石脂而后获效。理中汤证为中焦有寒，正如程应旄所云："阳之动，始于温，温气得而谷精运，谷气升而中气赡，故名曰理中。实以燮理之功，予中焦之阳也。若胃阳虚即中气失宰，膻中无发宣之用，六腑无洒陈之功，犹如釜薪失焰，故下至清谷，上失滋味，五脏凌夺，诸症所由来也。参、术、炙草所以固中州，干姜辛以守中，必假之以焰釜薪而腾阳气，是以谷入于阴，长气于阳，上输华益，下摄州都，五脏六腑，皆以受气矣，此理中之旨也。"本案患者不仅中焦有寒，且肾阳亦不足，何以见得？其因有二：一为初诊服附子理中汤疗效不显，二为患者于早晨5～6点因解大便而起床。《内经》云："鸡鸣至平旦，天之阴，阴中之阳也。"黎明之前当为阳气萌发，患者肾阳不足，阳气当至不至，阴邪下行而为泄泻。故于理中汤合四神丸，温补脾肾而获效。

(五)胁痛——寒凝肝脉证

患者女，27岁，右胁胀痛伴头痛3年。患者右胁背胀痛延及腰部，晚10时至次日早晨5时明显，伴头痛3年，大便干稀交替。舌淡胖，苔薄白，脉沉弦。B超示：胆囊增大。中医诊断：胁痛。证属：寒凝肝脉。治则：温经散寒，行气止痛。方用吴茱萸汤化裁，处方：吴茱萸10g，党参30g，乌梅15g，桂枝10g，当归10g，白芍20g，细辛10g，郁金30g，香附15g，薤白30g，枳壳30g，甘草10g，仙鹤草30g。7剂，一日1剂，水煎分服。二诊：服药后胁背胀痛减轻，头痛亦缓解。效不更法，上方乌梅加至30g、当归加至30g、白芍加至30g。继服7剂以巩固疗效。

【按】 吴茱萸汤在《伤寒论》中出现三次。首先见于阳明病变，"食谷欲呕者，属阳明也，吴茱萸汤主之"。其次就是"少阴吐利，手足厥冷，烦躁欲死者，吴茱萸汤主之"。还有一条见于《厥阴篇》，"干呕，吐涎沫，头痛者，吴茱萸汤主之"。吴茱萸汤的主治虽有病在阳明、少阴、厥阴的不同，但这三证均有呕吐。《素问·举痛论篇》曰："寒气客与肠胃，厥逆上出，故痛而呕也。"本案患者寒凝肝脉，气血不畅，故胁痛；寒邪厥而上逆，故头痛。老师以吴茱萸汤化裁温经散寒，行气止痛。

二、体会

老师在临证之时将温阳法广泛地用于外感、内伤杂病的治疗。"补可祛弱"，天之道，损有余而补不足，药证相合，才能效如桴鼓，若辨证使用不当，失治误治，则会使病机反向转化，病势进而预后差。而对于附子的应用，剂量及煎煮方法老师认为只要给予附子10g，必先煎半小时，依次类推，每增加10g，煎服时间增加半小时，并嘱患者服此药时，先饮一小口，如无口舌麻木，即可全服。现代研究，宽水久煎，可去附子之毒，但不去附子之性。由此在临床中要注意辨明阴阳盛衰，分清真假虚实，掌握药物配伍、剂量及煎煮方法的变化，才能真正做到辨证施治。

第四章 辨湿思想的临床应用

老师研读古今医籍，结合数十年临床实践，逐渐形成了自己完整的辨湿体系，经进一步归纳、总结，遂形成了自己独特的学术思想——辨湿思想。老师认为辨湿首先要知道湿邪重浊、黏滞、隐匿、弥漫之特性；其次要辨湿邪之内、外，再辨湿邪之寒、热。临证之时，老师强调湿之为患，脾虚为本。对于湿滞脾胃证的治疗，老师认为化湿同时要调理中焦气机，气行则湿化，创立藿朴化浊汤。对于热淋的治疗，老师提出清上源、行气化、利水道以通淋，并创立清利通淋汤。针对湿热之邪滞于下焦，老师提出"一源三歧"理论。并验之临床，疗效显著。

一、验案举隅

（一）咳嗽——外感夹湿证

患者女，76岁。咳嗽、流清涕半月余。患者自诉半月前不慎受凉而感冒，此后出现咳嗽，流清涕，伴有咽干、咽痛，平素易感冒。舌淡红，苔白腻，脉浮数。中医诊断：咳嗽。证属：外感夹湿。治宜解表化湿。方以清气饮子化裁，处方：藿香15g，金银花20g，连翘20g，紫苏5g，半夏10g，陈皮10g，茯苓10g，桔梗10g，杏仁10g，甘草5g。5剂，一日1剂，水煎分服。二诊：服药后咳嗽、咽干、咽痛明显缓解。舌淡红，苔微腻，脉浮。上方加炒麦芽15g。继服5剂。药后病愈。

【按】老师认为此类患者多因脾胃虚弱，运化失健，水湿停聚，酿生痰浊，复感外邪，内外相合为患，治疗颇为棘手，单用解表或过用苦寒清热燥湿之剂易使湿邪从阴化寒，反之，过用辛燥祛湿之剂易使湿邪从阳化热，唯有以轻清宣散之剂使表邪外解，芳香和中之剂使湿从内化，内外分消，使湿去邪解而不伤正。方中既有辛温解表、化湿和中之藿香、紫苏，又有甘寒清热、疏风解表之金银花、连翘，合燥湿化痰之二陈汤，共奏解表、化湿、和中之功。其中藿香是老师解表化湿的常用药，老师认为藿香轻灵，芳香醒脾，对外有表邪、内有湿滞不重者尤为适宜，正如《本草正义》所言："藿香芳香而不嫌其猛烈，温煦而不偏于燥烈，能祛除阴霾湿邪，而助脾胃正气，为湿困脾阳，倦怠无力，饮食不好，舌苔浊垢者最捷之药。"

（二）湿阻——湿困脾胃证

患者男，31岁。胃脘胀闷不适半年余。患者自诉半年前无明显诱因出现胃脘胀闷不适，纳食不佳，伴有头闷、情绪低落，大便黏腻。舌淡红，苔白腻，脉缓。中医诊断：湿阻。证属：湿困脾胃。治宜：化湿运脾。方以藿朴化浊汤化裁，处方：藿香10g，厚朴10g，半夏10g，茯苓10g，石菖蒲15g，炒麦芽15g，细辛3g，甘草10g。7剂，一日1剂，水煎分服。二诊：服药后胃脘胀闷不适明显好转，纳食可，时有肠鸣，大便正常。舌淡红，苔微腻，脉缓。此为药症相符，上方茯苓加至15g。继服7剂。三诊：服药后精神明显好转，胃脘已无不适，头闷减轻。舌淡红，苔薄白，脉缓。上方茯苓、炒麦芽减至10g，加枳壳10g、生山楂10g。继服7剂，以善其后。

【按】 湿阻为病，变化多端，临证虽以四诊合参，但更重舌诊，舌苔白腻为本方的主要辨证依据，兼见脘腹胀满、大便黏腻，正是湿邪阻滞之表现，故用化湿运脾之法，临床效果显著。同时，老师强调治疗湿阻，方药应以轻疏灵动为贵，使湿邪得以透达，脾胃得以健旺，不必妄加补虚之品，且用药宜少而精，多则影响原方的功效。

（三）不寐——湿阻中焦证

患者女，63岁。失眠、便秘、抑郁半年余。患者家属代诉1年前行子宫切除术后出现失眠，严重时彻夜不眠，半年前因胆结石行ERCP治疗后，并发胰腺炎，后开腹切除胆囊。此后出现恐惧进食、便秘，大便最长达1周1行，某医院诊断为"抑郁症"，服抗抑郁类药物后症状未见明显缓解，遂来就诊。刻下症见：面色黧黑，表情淡漠，语气生硬，失眠，纳呆，便秘。舌淡红，苔微黄、腻，脉沉。中医诊断：不寐。证属：湿阻中焦。治宜：芳化湿浊，运脾行气。方以藿朴化浊汤化裁，处方：藿香15g，厚朴15g，半夏10g，陈皮15g，炒麦芽15g，细辛5g，枳壳15g，甘草10g。7剂，一日1剂，水煎分服。二诊：诉服药后效果不明显，症状如前。舌淡胖，苔腻。老师曰"此乃病重药轻"，遂守前方枳壳加至30g、炒麦芽加至30g、厚朴加至20g。继服7剂。三诊：患者女儿诉患者服药后明显好转，开始主动与家人交流，夜间可睡4~6小时，便秘有所减轻。效不更方，上方炒麦芽加至50g、枳壳加至40g。守方调整月余而愈。

【按】 老师治疗内科杂病，若病程日久者，多从痰、湿论治。不仅将藿朴化浊汤用于内湿相关疾病的治疗，还用于内科杂病，从湿邪着手，每能获效。若辨为湿邪为患，一次不效，不可轻易更方，因湿性黏滞，难解难分。同时给患者以心理疏导，方为上策。

（四）带下病——湿热下注证

患者女，35岁。带下呈黄绿色1年。1年前患者无明显诱因出现带下呈黄绿色，行经前尤为明显，伴有阴痒，泌尿系感染频发，纳差，口苦，便秘，月经先期。B超示：左侧附件囊肿。舌淡红，苔微微腻，脉弦滑。中医诊断：带下病。证属：湿热下注。治宜清利湿热。方以易黄汤化裁，处方：山药30g，芡实30g，当归15g，苍术15g，车前草15g，白茅根15g，竹叶10g，黄柏10g，香附15g，益母草10g，甘草5g。7剂，一日1剂，水煎分服。二诊：带下呈黄色，阴痒减轻，纳差，近日未发泌尿系感染，舌脉同前。上方加茯苓10g、泽泻10g。继服7剂。三诊：带下减少，颜色变淡，仍有阴痒，食纳差，大便黏滞，小便调。舌红，苔白腻，脉沉滑。上方苍术加至30g，加薏苡仁30g、川牛膝30g。继服7剂。四诊：带下止，仍有阴痒。上方继服7剂。另予：苦参30g，凤眼草30g，椿根皮15g，地肤子15g，花椒10粒。7剂，一日1剂，水煎外洗。五诊：患者述四诊当天即行经，经停后外洗，阴痒已除。嘱服二妙丸1周巩固疗效。

【按】《傅青主女科》云："带脉者，所以约束胞胎之系也。带脉无力，则难以提系，必然胞胎不固，……况加以脾气之虚，肝气之郁，湿气之侵，热气之逼，安得不成带下之病哉？故妇人有终年累月下流白物，如涕如唾，不能禁止，甚则臭秽者，所谓白带也。夫白带乃湿盛而火衰，肝郁而气弱，则脾土受伤，湿土之气下陷，是以脾精不守，不能化荣血以为经水，反变成白滑之物，由阴门直下，欲自禁而不可得也。"对于湿热之邪在下焦对人体的影响，老师提出"一源三歧"理论。"一源"，即脾胃，因饮食不节，或劳倦伤脾，或思虑伤脾，导致脾失健运，酿生湿热。"三歧"，即湿邪下注于下焦三个部位，分别是大肠、胞宫、膀胱，而出现三种不同的疾病。其病机为湿热下注，即湿热之邪，生于中焦，阻之于下。阻之于膀胱为淋；阻之于大肠为痢；阻之于胞宫为带。何以阻之于膀胱？因上源不清，水道不利，湿热为患，而为淋；何以阻之于胞宫？

因带脉不固。患者带下呈黄绿色，平素易发泌尿系感染，说明患者体内素有湿浊，湿邪日久下注胞宫，故见带下黄绿色，湿邪下注膀胱，则易发泌尿系感染。老师以易黄汤化裁治黄带，以白茅根、竹叶、车前草清利膀胱湿热。老师在本案中未用车前子，而用车前草。因为车前草与车前子性味、功效相似，但其清热解毒之力更强。方中用香附其因有二：一是患者带下黄绿色，黄为脾之色，绿（青）为肝之色；二是患者月经不调。用香附疏肝以调经，解郁以祛湿。方中益母草辛开苦泄，能活血祛瘀以通经，为妇科经产要药，亦可利水消肿，给湿邪以去路。

（五）痢疾——湿热痢

患者男，33 岁。腹泻伴脓血样便 2 天。既往患胆囊炎，已治愈。3 天前因晚餐过饱，夜间出现胃脘胀满，嗳腐吞酸，次日天气炎热，喝冷饮后自觉腹痛，随之腹泻，每天 5 次，呈脓血样便，伴低热。诊见：表情痛苦，晨起口苦，低热，体温 37.5℃，胃脘疼痛，痛时腹泻，大便黏稠、色暗黄伴脓血，肛门灼热，里急后重。舌胖略红，苔黄腻，脉滑略数。查大便常规镜检：红细胞 1～4/HP，脂肪球 0～3/HP。中医诊断：痢疾。证属：湿热痢。治宜清肠化湿，调气和血。方以芍药汤合白头翁汤加减，处方：马齿苋 30g，仙鹤草 30g，薏苡仁 30g，焦麦芽 15g，白芍 15g，当归 15g，白头翁 15g，焦山楂 15g，黄柏 10g，黄芩 10g，槟榔 10g，木香 5g。4 剂，一日 1 剂，水煎分服。二诊：大便减至每天 2 次，里急后重感减轻，余症好转。舌淡胖，苔薄黄，舌根苔腻，脉略滑。复查大便常规正常。因患者病势大减，肠道郁热渐清，然脾虚未复，湿浊未化，故本次治以健脾化湿为主，易方平陈汤加味，处方：马齿苋 30g，仙鹤草 30g，苍术 15g，厚朴 15g，茯苓 15g，焦麦芽 15g，半夏 10g，陈皮 10g，木香 10g。6 剂，一日 1 剂，水煎分服。服药后大便成形，每日 1 行。

【按】患者因饮食过饱，脾失健运，运化失职，聚湿于内；胃气以降为和，胃气上逆，见嗳腐吞酸；胃肠积滞，积而蕴久，郁结肠道，湿邪与积滞搏结，下迫大肠，损伤肠络，故见大便黏稠、色暗黄伴脓血、肛门灼热、里急后重等，晨起口苦，低热，舌胖略红，苔黄腻，脉滑略数者，皆为饮食伤脾，湿热下迫大肠所致。老师先用芍药汤合白头翁汤以清除肠道积滞。二诊时病势大减，大便减至每天 2 次，仍觉里急后重，舌淡胖，苔薄黄，舌根苔腻，脉略滑，此为肠道郁热、积滞渐清，然脾虚未复，湿浊未化，仍有湿邪内蕴之象，故老师根据"急则治其标，缓则治其本"的原则，治以健脾化湿为主，易方平陈汤加味。

（六）淋证——热淋

患者女，32岁。低热伴尿频、尿急、尿痛3天。3天前患者曾感冒，低热，体温37.8℃，伴尿频、尿急、尿痛。外院查尿常规示：潜血（+++），蛋白（++），白细胞（++）。西医诊断为急性泌尿系感染，建议住院，患者拒绝，遂求诊于老师。时值盛夏，诊见：神清，表情痛苦，自觉咽痛、咽干，不喜饮，胃脘胀满，口中黏腻，腰酸困痛，小便频急，尿道灼热、涩痛，尿色黄赤。舌黯红，苔黄腻，脉滑弦数。查体：扁桃体Ⅰ°肿大，咽部充血，双下肢轻度浮肿。中医诊断：淋证。证属：热淋。治宜清上达下，利湿通淋。方以清利通淋汤加减，处方：金银花30g，白茅根30g，连翘30g，车前草30g，仙鹤草30g，生地黄30g，黄芩10g，淡竹叶6g，甘草6g。4剂，一日1剂，水煎分服。二诊：诸症明显减轻，复查尿常规示：潜血（+），蛋白（+），白细胞（-），效不更方。续服前方3剂后诸症消失，复查尿常规（-）。嘱调饮食，护脾胃。

【按】 暑令本湿热太旺，时时影响人体脾胃正常运化、津液代谢功能。舌黯红，苔黄腻，脉滑弦数，胃脘胀满，口中黏腻，皆为湿热阻滞之象，复外感暑令湿邪，使肺金受损而见咽痛、咽干，不喜饮。老师认为，脾胃湿滞，不能散精上归于肺，又感外邪使肺气失宣，影响津液输布，上源不清则下源通调水道不利。水湿停滞，滞而化热，酿成湿热，下注膀胱，发为热淋。故治疗上宜用清上达下法，予清利通淋汤，清上源、行气化、利水道以通淋。

二、体会

老师临证之时非常重视湿邪为害。湿为阴邪，湿性黏腻重浊，其生也渐，其去也缓，病势缠绵，难以速愈，湿与热合，如油入面，难解难分。老师根据湿邪所在部位，采用不同的方剂，如湿阻少阳，以柴平汤治之；湿阻三焦，身热、纳呆、呕恶、大便不爽或黏滞、舌苔黄腻、脉滑数者，以三仁汤治之；湿阻脾胃者，宜从中焦着手，以化湿运脾之法为主，常以自拟藿朴化浊汤化裁而获效；失治误治，聚湿成痰，郁而化热，复为外邪引动，蒙塞清窍者，宜加芳香清化之剂，常选用不换金正气散加减而获效。外感夹湿者多因脾胃虚弱，运化失健，水湿停聚，酿生痰浊，复感外邪，内外相合为患，宜用轻清宣散之剂使表邪外解，芳香化湿和中之剂使湿从内外分消，健脾祛湿化痰之剂以杜绝痰湿内生之源，则湿去邪解而不伤正。

　　总之，在辨证治疗因湿邪导致的疑难杂症时，要准确辨别主症及兼杂病症的寒热虚实，有的放矢，方能做到效如桴鼓。

第五章　扶正思想的临床应用

老师治疗疾病重视扶正而祛邪，教导学生"扶正"与"祛邪"虽为两大法门，实则一也，"扶正"为了"祛邪"，"祛邪"为了"扶正"，实乃固护正气之谓，教导学生加深领会《灵枢·决气第三十》所言"中焦受气取汁，变化而赤是谓血"、张介宾《类经图翼·大宝论》曰："天之大宝，只此一丸红日；人之大宝，只此一息真阳"的内涵所在。扶正的目的在于"正气存内，邪不可干"。扶正思想主要体现在三方面：①重视气血：即补气以生血；②重视脾胃：即运脾以健脾，形成了"运脾"的思想；③重视阳气，强调直补肾阳，以补火散寒。健脾益气而生血，使脉络通而气血调畅，病无所生；运脾补脾而祛湿消滞，以绝生痰之源；扶阳气、散寒邪而祛瘀，通过补气生血，运脾而补脾，扶阳散寒，最终使痰、湿、瘀不生，气血充足，脏腑之阴阳、气血自和而体健，使"愈出于自然"。扶正思想主要体现在以下几方面：

一、重视脾胃

脾胃为后天之本，气血生化之源，临床中常因劳倦伤脾，饮食伤胃，使脾胃病而诸症生，出现胃痞、泄泻、便秘等，吾师首倡运脾以健脾，使脾健运则湿或滞不生，创立运脾汤。补脾药中伍入行气之品，能增强补脾之力，故在四君子汤的基础上加枳壳、佛手使脾运而脾自健；加菖蒲、麦芽以助消导，以防补脾而滞脾，且使脾运而积滞不生。针对便秘，重在调脾，使脾为胃行津液而润肠以行舟，重用生白术、枳壳以健脾升清，重用肉苁蓉以滋肾润燥，治疗脾肾虚损或气虚类便秘，而非见便秘即苦寒导下。善治湿邪，因湿邪所生，责之于脾，故治之于中，兼顾上、中、下三焦，常用平陈汤健脾燥湿。苍术升清阳而化湿，厚朴、陈皮理气行气而化湿，防湿滞脾胃而枢机不利。偏上焦佐入藿香、紫苏、苏梗、菖蒲等，偏中焦佐入白豆蔻、砂仁等，偏下焦佐入薏苡仁、茯苓、车前子等。针对寒湿之邪常选用桂枝、细辛以通阳化湿，痰湿之邪选用半夏、陈皮、杏仁、白芥子类以散结化痰，从而使脾胃病所致胃痞、胃痛、便秘、泄泻、呕逆、腹胀、身困汗出等症去矣。

二、重视补气生血

在治疗月经不调、中风后遗症、痹证、产后风的过程中，倡补气，重用黄芪，意在气能生血，使气足血旺，气足血行，如以归脾汤、黄芪建中汤、逍遥散选方辨证治疗闭经，老师指出脾旺肝藏经血方能按期而至，气血不足，则肝无所藏而经停不行，又脾胃为气血生化之源，脾胃健、气血足，则经血有生生之源，方按期而至；中风后遗症选方补阳还五汤，重用黄芪，使气足血行，气足血旺，稍佐活血通络之品以使脉络通行，经脉及肌肉得养而症状改善。善用当归补血汤、黄芪桂枝五物汤，如黄芪桂枝五物汤的应用就能说明：黄芪桂枝五物汤治疗血痹之症，血痹者，阴阳俱微，身体不仁，如风痹状。老师应用该方合玉屏风散，伍入附片、凤眼草治愈成年女子换季易作鼻鸣、喉间水鸡声一症；应用该方加白术、川芎、红花、附片治愈一青年男子因劳累、卧湿地、冒雨涉水而致久咳；应用该方加白术、附片、款冬花、枇杷叶、白芷治愈一青年女子面部痤疮；应用该方加白术、干姜、狗脊、杜仲、续断治愈一成年男子胃痞、泄泻、腰痛；应用该方加附片、小茴香、怀牛膝治愈一老年女性嗝气数小时、时惊惕一案；应用该方加煅龙骨、山萸肉、附片治愈一男子手足凉汗、时腰困、寐时流涎；应用该方加细辛、附片、肉苁蓉治愈一成年女性腰足怕冷、月经先期、经前肢困、经期失眠；应用该方加入附片、山药、巴戟天治愈一青年女性月经先期，或冷或热作咳，大便难；应用该方加附片、鸡血藤、川牛膝治愈一成年女性左半身冰凉作痛；应用该方加川芎、干姜、附片、煅龙牡治愈一成年女性少气、脉迟者；应用该方加砂仁、香附治疗胃脘痛经期加重者；应用该方加细辛、白术、桑寄生、威灵仙治愈一成年男子因夏季汗出受风致腰背不适四年一案。老师应用该方治疗多种病症获效，其基本病机为气血不足，血脉空虚而招致风、寒、湿之邪内居为患，据兼症不同灵活加减用药。病及脾胃常加入砂仁、香附、白术增强健脾行气之功；兼寒者加入附片、细辛以增扶阳散寒、止痛之力；兼腰痛者加狗脊、续断、杜仲、怀牛膝、威灵仙加强补肝肾、强筋骨之力；寒痹血脉、湿邪留居加白术、附片以补土制湿；血寒血虚，经血少者加巴戟天、山萸肉、鸡血藤以益肾精、通血脉；加龙骨、牡蛎、牛膝可潜降逆气；加川芎、干姜、附片以通血脉、助心阳。该方的应用，充分体现出补气生血、补脾生血、温通气血。

三、重视补阳，强调直补肾阳

首选附子以补火散寒，常喜用桂枝加附子汤治疗阳虚外感、自汗症、痹证等，并在此基础上加入凤眼草治疗荨麻疹等效著，即补火以助卫阳、补火以散寒行痹。通过以上三方面而达到扶正的目的，从而祛除湿、寒、瘀之邪，而愈病于自然。

具体扶正法：

(一)补脾运脾而脾健(元气之根，枢机之纽)

老师以治疗脾胃系疾病见长，并形成运脾的思想，创立运脾汤，望诊抓住脾色环唇、舌质淡、舌体胖大的特点，论治时指出脾以运为补，以运为健。从古方"四君子汤"(参、术、苓、草)补脾益气，加入陈皮一味，即为"异功散"，以其补而不滞以增益气补脾之功而曰"异功散"中悟出：补益药合理气之品确能增强补益之功，故对脾虚者当运之，亦"脾以运为补，以运为健"之谓。创"运脾汤"：方中党参、白术、茯苓、仙鹤草以补脾，枳壳、佛手、麦芽、菖蒲行气化滞，治疗脾胃气虚证每获良效。兼胃痛、纳呆者加入莪术；兼泛酸灼心者加入浙贝母；兼便秘者加入肉苁蓉，且重用生白术、枳壳；兼呕逆者加入大黄1g及生姜；四肢不温者加入干姜、附片；中气不足者重用黄芪；泄泻者加入薏苡仁、山药、桂枝，重用茯苓。即随兼症变化加减用药，使胃痛、胃痞、呕逆、泄泻等症自去矣。

某男，51岁。因胃痛多年就诊。症见：胃痛发作无规律，胃脘灼热，食后痞，便头干，怕冷手凉，因工作关系而常饮酒。舌淡红、苔薄白，脉细。胃镜检查结果：慢性胃炎伴糜烂。中医诊断：胃脘痛。辨证为脾胃虚弱，治宜运脾和胃，方用香砂运脾汤加减。药物组成：香附15g，砂仁10g，党参30g，白术20g，茯苓10g，佛手15g，枳壳15g，菖蒲10g，浙贝母30g，细辛10g，附片5g，甘草10g，仙鹤草30g。7剂，一日1剂，水煎分服。方中香附、砂仁行气和胃止痛，附片、细辛意在通阳散寒。服药7剂后，胃痛减，大便稍干，上方白术加至30g、枳壳加至20g，加麦芽15g，加强健脾消滞之功。继服7剂后，唯进餐过饱或快时胃痛作，大便2日1行。舌根苔微腻。示兼有湿滞，故加白豆蔻10g，麦芽加至20g以化湿消滞。继服7剂后症除。该案使用运脾汤，据兼症变化加入和胃、通阳、化湿行滞之品而病愈，体现了脾以运为健，运脾即补脾的思想。

(二)健脾养血以柔肝

老师在治疗肝病时倡导健脾生血而养肝，常用归芍运脾汤、逍遥散加减。指出见肝之病，当先实脾，使脾旺而肝不能乘之，脾健血生而柔肝，使肝得养。肝血得养，肝体得柔，肝气自疏，此治肝之第一要务，见肝之病，先治其脾者，脾胃为气血生化之源，脾气旺，气血生化有源，则肝血旺、肝体柔、肝气疏，肝病自愈，并将该思想应用到治疗慢性肝炎及肝硬化中。

某女，52岁。乙肝病史10年，每因生气后则腹胀，两胁痛，时乳房作痛，大便干结。面色红。舌淡，苔白，左关略滑，尺脉弱。中医诊断：胁痛。辨证为脾虚肝旺，以逍遥散加减。药物组成：当归15g，白芍15g，白术20g，茯苓10g，柴胡15g，香附15g，青皮10g，山慈菇15g，浙贝母10g，枳壳15g，肉苁蓉15g，甘草10g，附片5g。7剂，一日1剂，水煎分服。服药7剂腹胀改善，大便通畅，但阵作头晕。上方加川牛膝30g，加白芍至20g以增强养肝之力，使肝阳不至于上亢，牛膝强肝肾，引药下行。服药7剂，头晕、乳房作痛均除，唯时少腹不适，前方加小茴香10g以温肝肾。本案源于乙肝后，肝木疏泄不利，郁则克脾土，且易化火伤阴，老师在治疗时养肝为主，肝体阴而用阳，稍佐疏肝之品，且见肝之病，当先扶脾，防脾弱生湿及脾弱血虚。方中当归、白芍、白术、茯苓、甘草健脾生血、养血柔肝，柴胡、香附、青皮疏理肝气，白术、枳壳、肉苁蓉以生津润肠而通便，而非用苦寒之品导下。该案充分体现了老师的上述思想。

(三)健脾温阳治秘结(苁蓉枳术汤)

便秘一症，症状单纯，但成因复杂，当分虚实，实者易治，虚者难疗，虚者气虚、血虚、津伤、虚热、虚寒均可为之，老师教导学生切记虚证治疗时，慎用芒硝、大黄，确需用之，宜少少与之，中病即止；临证时注意配合理气或行气之品；大便燥结应投"增水行舟"之剂。老师在虚性便秘治疗方面有独到之处，自拟苁蓉枳术汤(白术、枳壳、肉苁蓉)，且剂量重用，其病因病机为劳倦内伤或体虚之人，气虚使大肠传导无力，血虚使肠道失润，阳虚体弱或年高而真阳不能蒸化津液、温润肠道，或阴寒留居肠胃，致阳气受阻、津液不润肠道。重用生白术以健脾生津，使脾为胃行其津液而润肠；肉苁蓉补命门相火，又益精血，使津液蒸化，精血内生而温润肠道；枳壳治上而主气，宽肠胃，升脾胃清气，并泄肺而走大肠，未用枳实力猛治下之品，以防更伤病家之气。并根据临床兼症之异加减：肠道津枯者加入火麻仁、郁李仁；血虚失润者加入当归、首乌、生地；阳虚寒胜者加附片、小茴香；兼湿气重者加白蔻仁、桂枝；下降不及者加厚朴、牛膝；随兼变症灵活加减，非见便秘即一味苦寒导下。

某男，19岁。食不知饥，大便7～10日1行，偶有一日1行，多食后困寐，无腹胀。舌质淡，舌体胖，苔白润，脉沉。中医诊断：便秘。辨证为脾虚证，以运脾汤合苁蓉枳术汤加减。药物组成：党参30g，白术30g，茯苓10g，菖蒲15g，麦芽30g，佛手15g，枳壳30g，肉苁蓉15g，炙甘草5g。7剂，一日1剂，水煎分服，药后大便3～5日1行，食后饱胀感改善，但仍食不知饥。上方加砂仁（后下）10g、桂枝5g，加白术至45g，肉苁蓉至30g，增强健脾润肠，通阳化湿之力。继服7剂，患者因路途远而自行服该方20剂，大便每日1行，食纳改善，知饥。本案脾虚证，因脾病不能为胃行津液矣。治从中焦入手，以运脾汤合苁蓉枳术汤加减而获效，施治时抓住食不知饥、多食则困寐、舌体胖大、脉沉的特点，以健运脾气，即达到补脾生津之效，重用白术、肉苁蓉、枳壳以生津润肠，升清降浊而愈病。

（四）培土生金治咳嗽

咳嗽为临床常见症状，老师认为，新咳易治、久咳难医。久咳之人，一看虚，二看湿。虚证当分气、阴之不同，对于肺脾气虚久咳不止者，遵"损其肺者益其气"之经旨，治以培土生金法，常以补中益气汤加减。

某女，34岁。间断性咳嗽1年余，劳累时则作，伴见咽痒咽红，面色少华，唇色黯，大便近1月稀溏。舌质淡，边有齿痕，苔薄白，脉细尺弱。中医诊断：咳嗽。辨证为肺脾气虚，治宜补益脾肺，方用补中益气汤加味。药物组成：黄芪15g，党参15g，白术10g，当归10g，陈皮10g，升麻5g，柴胡5g，紫菀10g，枇杷叶15g，蜂房15g，仙鹤草15g。7剂，一日1剂，水煎分服。服药7剂，咳嗽明显改善，大便成形。上方加款冬花10g，加紫菀至15g。继服7剂症缓。该案据脉证特点为肺脾气虚，易受外邪，影响肺之清肃而作咳，脾虚湿生而作泄。故以补中益气汤甘温补脾而愈，体现了土为金之母，子虚者，补其母气矣。

（五）补脾益气治虚淋

老师临床对于淋证的治疗颇有心得，尤其对于老年人尿频、尿急，尿痛不明显，舌质淡，苔薄白，脉沉细，遇劳则发或加重的久淋更具独到见解，认为此类病人多因气虚下陷、肾气不固所致，治疗时切忌大量清热凉血之剂。

某女，68岁。尿频尿急反复10年。每因劳累或受寒诱发，常使用抗生素，后用多种抗生素无效，多处求医，效不著。伴见疲乏、纳差、小腹坠胀、头晕。舌淡胖，边有齿痕，苔薄腻，脉细。尿常规示：白细胞（+）。中医诊断：劳淋。辨证为气虚下陷，治宜健脾益气，方用补中益气汤加减。药物组成：黄芪30g，党参15g，白术10g，当归15g，柴胡10g，茯苓10g，猪苓10g，车前草10g，甘草梢10g。7剂，一日1剂，水煎分服。服药7剂后尿频、疲乏改善，仍小腹困坠，喜热敷。上方加乌药30g、小茴香15g加强暖下散寒之力。一周后复诊，前症除，继服补中益气丸调理，随访1年未发。本案为脾虚而中气下陷，正如张景岳明确所论述："淋久不止，及痛涩皆去……此为中气下陷。"

（六）补脾升清治泄泻

对于泄泻，古来治疗方法诸多，且分类亦多。老师时常告诫我们，临证之时，虽不离脾肾，但不可拘于温补脾肾，须结合患者年龄老幼、体质强弱、病程新久、有无兼证，分清寒热虚实，辨证施治，并灵活运用治泄九法以提高疗效。

某女，47岁。就诊前腹泻4月，在其他地方治疗后现排便不爽，自服三黄片。现症见：腹胀、时嗳气，口干多饮而胃痞，伴汗出烦热、时尿频急。舌淡，体胖，根微腻，脉细。该案病起于夏季服凉药及生冷食物后久泻而伤脾胃，使中气下陷、湿阻气机，治宜健脾升清、行气化湿，方用补中益气汤加减。药物组成：黄芪30g，党参30g，白术10g，茯苓10g，陈皮20g，当归20g，升麻5g，柴胡5g，枳壳30g，麦芽15g，炙甘草10g。7剂，一日1剂，水煎分服。服药3剂后大便下，但稍欠畅。后4剂时腹泻，汗出烦热、腹胀除，食量增加，嗳气改善，前方枳壳减至20g、当归减至15g，以减轻通便之力。继服7剂后便稀不爽，心下时痛，嗳气。上方黄芪加至50g、白术加至20g，加良姜10g、附片5g，加强温中健脾之力。后因食蒸苹果后，大便3日难下，自行使用三黄栓后便通，质稀量少。于上方白术加至30g，以增健脾燥湿之力。随症加减治疗后大便畅通，腹胀除。本案体现了清升则浊降。

（七）补火散寒治痹症

老师在临证时对该类疾病由寒湿引发者，常用附片、干姜、细辛等大温大热之品以温阳散寒祛湿，指导学生学习《素问·痹论篇》加深理解，即痹证为风寒湿三气杂至而为，其留连筋骨间者痛久，其留连皮肤间者易已，其入藏者死；荣卫之气亦令人痹，荣者水谷之精气，和五脏洒六腑，入脉循上下，贯五脏络六腑；卫者循皮肤分肉之间，二者不与风寒湿气合，故不为痹；痛者寒气多也，阳气少。寒气客于肠胃之间，与湿相合，可出现泄泻、腹满痛等，教导学生要知"天之大宝，只此一丸红日；人之大宝，只此一息真阳"。临证时要时时顾护人体之阳气，平素要去寒就温。针对该类疾病，老师据受邪部位之异选方用药，取得较好疗效。

某男，42岁，修表工。脚凉至膝4年，腰痛发凉，时腹泻，汗出。舌体胖，舌质淡红兼紫气，尺脉弱。中医诊断：少阴病。辨证为寒湿证，治宜温阳散寒、祛湿止泻，方用玉屏风散合桂枝加附子汤化裁。药物组成：黄芪30g，白术15g，防风10g，桂枝15g，白芍15g，附片（先煎45分钟）15g，怀牛膝30g，威灵仙30g，木瓜15g，干姜10g，炙甘草10g，仙鹤草30g。7剂，一日1剂，水煎分服。方中玉屏风散以固表实卫，桂枝加附子汤以补少阴之火助卫阳，牛膝、威灵仙、木瓜祛在下湿邪。二诊自感脚及腰凉，便溏，小便不利。上方基础上附片加至30g（先煎1.5小时）、干姜加至20g、桂枝加至30g，加小茴香30g、五味子15g，继服。旨在重用温补药以达补火助阳，散寒湿之邪，干姜、小茴香、桂枝暖下散寒、通阳化湿以实大便，五味子敛汗涩肠补肾。肾为先天之本，脾为后天之本，助先天肾火可达暖土助卫阳之效。三诊便溏除，自汗、腰腿凉改善。继调方黄芪加至60g、附片加至45g（先煎2.5小时），加细辛10g，继服。意在加强补气以生血行血，血旺脉实，邪不能居，细辛沟通太阳少阴二经，更能太阳、少阴双补，即补火助卫而实表御邪止汗。四诊汗症及寒症大减。加薏苡仁30g继服以加强健脾祛湿之力。综观该案例，可体会到老师对寒湿症治疗，在固表实卫、养荣的基础上，更重视补先天肾阳，并重用附片、干姜、细辛类，在重用附片时采用久煎及伍入佐药以减少其副作用，且与甘肃地域相参而因地制宜。

（八）补脾益肾话调经

月经失调是女性月经生理现象在整体机能紊乱的表现，《素问·上古天真论篇》中说"二七天癸至，任脉通，太冲脉盛，月事以时下；……七七任脉虚，太冲脉衰少，天癸竭，地道不通……"说明月经与肾气的盛衰、冲任脉的通盛与否、天癸至或天癸竭有关。天癸是构成经血的前期物质基础，赖于全身气血津液所化生(主要相关脏腑为肝、脾、肾的功能调和),但需在肾阳作用下,才能化赤为经血,然后通过冲任二脉,输送到胞宫。外因方面有六淫内侵,内因方面如情志不遂、忧思郁怒、房劳、饮食劳倦等因素影响着月经生理过程,均引起月经失调。老师在临证重视其生理及病理,关注月经周期的变化、月经量的多少(与气血有关)、月经质的变化(与寒热有关)、白带量多少(与湿有关),诊治时多从"气血""肝肾"辨治。指出气足则血旺,气结则血瘀,临证应以益气和血为要,常用归脾汤、逍遥散为基础加减,使气血调和;同时喜用菟丝子、枸杞子、五味子、山萸肉、仙茅、仙灵脾、巴戟天,调理肾气的盛衰、冲任脉通盛、天癸"至"与"竭",从而使机体阴阳平衡,月经才能恢复正常。

某女,42岁。月经量少、行经延迟,平素少腹不适伴带下如水。舌质淡,舌体胖,苔薄白,脉沉。属经水后期。病因病机为成年女性,40岁后,三阳脉衰于上,阴气自半已;精血不足、脾弱肝郁,湿浊下注而病作,治宜健脾疏肝兼利湿邪,方用完带汤加减。药物组成:党参15g,白术15g,山药60g,生地15g,白芍15g,薄荷10g,车前子15g,柴胡15g,荆芥穗15g,芡实60g,败酱草15g,马齿苋15g。7剂,一日1剂,水煎分服。服药7剂后带症大减,少腹不适除。继调治后,月经按期而至,经水量增。

某女,20岁。月经量少,2~3月1行,无痛经,平素四末凉,带下量多、色白,无腹泻。舌质淡,舌体胖,苔白,脉沉。亦属经水后期。病因病机为青年女性,脾肾不足,而使经水少而迟发,舌质淡、舌体胖、脉沉,平素四末凉,示阳气不足。治宜补气健脾、补阴育阳,方用归脾汤加减。药物组成:黄芪30g,党参30g,白术15g,茯苓10g,当归30g,龙眼肉15g,女贞子10g,山萸肉30g,枸杞子30g,鸡血藤30g,菟丝子30g,巴戟天15g,仙茅15g,山药15g,芡实15g,桂枝10g,附片(先煎30分钟)10g,仙鹤草10g。一日1剂,水煎分服。经治疗一月后,每月按期行经,月经量增多,白带量减。

两案均为月经不调,迟发稀少,伴带下量多,舌脉提示里虚无热象。前者年逾四十、后者芳龄二十,症相似而方药有别。成年女性,四十后阴气自半已,故以党参、白术、山药补益脾胃,生地、白芍养血,芡实、山药益肾固带,荆芥穗、车前子、败酱草、马齿苋利湿止带,且重视用柴胡、薄荷疏肝理气,使气血调畅。后者青年女性,当天癸至、任脉通、太冲脉盛。今月经迟发,示先天不足,故重在补益填精,黄芪、党参、白术、茯苓、当归、龙眼肉益气健脾生血，女贞子、山萸肉、枸杞子、菟丝子、巴戟天、仙茅补阴育阳，且注意用桂枝、附片、鸡血藤散寒凝，通血脉，使精血足，经脉得温而使经调。二者均重视补益，但侧重点不同，成年是精血渐亏而兼肝郁，青年为生成不足兼寒凝，临证时注意用药之偏盛，补益脏腑之侧重。

某女，32岁。每月月经先期7天余，伴头昏、疲乏、困寐、背寒肢冷。舌淡，苔薄白，脉沉。属经水先期。病因病机为肝脾两虚，肾阳不足；脾虚化生阴血不足，肝无血藏；阳虚摄血不及而月经先期。治宜健脾养血，方用归脾汤合二至丸加减。药物组成：黄芪30g，党参30g，白术15g，茯苓10g，当归30g，酸枣仁（捣碎先煎半小时）30g，远志10g，生地15g，女贞子30g，旱莲草30g，仙鹤草30g。7剂，一日1剂，水煎分服。二诊月经先期好转，余症较前减轻，前方去生地，加桂枝15g、制附片（先煎30分钟）10g、甘草10g。继服以温肾阳。三诊上症减轻，现小腹隐痛。前方加川芎15g、小茴香15g，以暖下行气。四诊头昏沉、心下痞，怕冷。于上方去酸枣仁、远志，加制附片至20g（先煎1小时）、桂枝至20g、小茴香至20g增强温通肝肾之力，继服7剂。五诊头昏沉、心下痞、怕冷减轻。加白术至30g、制附片至30g（先煎1.5小时），加枳壳15g、干姜5g，继服7剂，加强温中健脾，固摄气血之功而症自除。

该案首诊分析病因病机为肝脾两虚，脾虚化生阴血不足，肝无血藏，经脉虚而寒邪居，诸症蜂起。因血虚兼阳虚而摄血无力，致月经先期。即以归脾汤加减健脾养血，二至丸滋水涵木，使阴血足，肝得养、脾健运。二诊去生地以免滞胃腻脾，加桂枝、附片、甘草辛温之品温通经络，运行气血，其次补火燠土，使土旺血生，寒邪祛除。三诊佐入调肝之品，勿使脾虽病而肝郁，失其升发之性。后两诊渐增温阳祛寒之品用量，重视温补脾肾，使先、后天之本得助，气足血旺而上下内外通达。综观该病诊治过程，一因肝脾血虚而治以调养肝脾，使阴生阳长，二因气虚阳弱而治以温补脾肾，使阳生阴长。并随症加减治疗，终使阴平阳秘而诸症渐去。

某女，30岁。月经稀少，行经2天，伴脱发。舌质淡，舌体胖，边有齿痕，脉细。西医诊断为席汉氏综合征。属经水稀少。病因病机为肾虚水亏，阴精缺乏，舌质淡、舌胖、边有齿痕，脉细示气血两虚，故见月经稀少，脱发。治宜补益气血，益阴育阳。方用六味地黄汤合五子衍宗丹、二仙汤、四物汤加减。药物组成：当归30g，赤芍20g，山药15g，熟地30g，山萸肉30g，丹皮

10g，茯苓 10g，泽泻 10g，菟丝子 30g，仙灵脾 30g，枸杞子 30g，五味子 15g，女贞子 10g，旱莲草 15g，仙鹤草 30g，苦参 10g，马齿苋 15g。7剂，一日1剂，水煎分服。二诊就诊时行经第1天，经色黑，余症同前。调方如下：黄芪 30g，当归 15g，熟地 15g，山萸肉 30g，枸杞子 30g，五味子 15g，丹皮 10g，菟丝子 30g，仙茅 15g，仙灵脾 30g，仙鹤草 30g。7剂，一日1剂，水煎分服。以上两方随兼症加减治疗三月余，脱发止，经水行，量增，色转红。据脉、证、因而治，辨证为肾虚水亏，兼气血两虚证，以六味地黄汤合五子衍宗丹、二仙汤、四物汤治疗，六味地黄汤合五子衍宗丹以补肾阴；二仙汤以阳中求阴，使阳生阴长；四物汤以补血生血，使血旺精足而注冲任及胞宫以行经血。二诊因适逢经期，以益肾精为主。针对该类疾病，治疗从肾入手，补肾阴但防滞，补肾阳当防燥，以阴中求阳；兼补益气血，使阳生阴长。据经期前后而补益重点有所侧重，坚持调补，病情得以改善。

某女，26岁。月经半年未行，伴额、颌、右脸颊痤疮，本月注射黄体酮5天，仍未行经。舌质红，苔薄，脉沉。病因病机为脾弱肝虚、冲任不充。治宜健脾生血，调补冲任。方用当归补血汤合五子衍宗丹加减。药物组成：黄芪 30g，当归 15g，女贞子 15g，枸杞子 15g，菟丝子 30g，川芎 15g，枇杷叶 15g，紫菀 15g，川牛膝 30g。7剂，一日1剂，水煎分服。二诊诉药后除面部痤疮减少外，余仍如故，舌脉同前。于前方加仙灵脾 30g、熟地 15g、鸡血藤 30g。继服7剂。三诊：诉服药2天即行经，量色正常，无行经腹痛，颜面痤疮较前散去。调方如下：桑白皮 15g，紫菀 15g，枇杷叶 15g，杏仁 10g，白芥子 10g，川芎 15g，鸡血藤 15g，浙贝母 15g，白芷 10g，连翘 10g。7剂，一日1剂，水煎分服。四诊：痤疮所剩无几，但便干。余无异常。于前方调整：浙贝母加至 30g、桑白皮加至 30g、连翘加至 30g，加生石膏 30g，清肺胃郁热，以祛余邪。

老师分析月经未行为肾之水火不足，肾阴所化经血不足，肾阳不能助其温化经水，兼之脾弱肝虚，使冲任不充所致。方中女贞子、枸杞子、菟丝子平补肝肾之阴，黄芪、当归补气血，使气足血旺，当归、川芎养血行血，川牛膝补肝肾且引血下行，共使脾、肝、肾之精血注胞宫而经水行。枇杷叶、紫菀清降肺胃之气，使气下火降而祛痤疮。一诊治疗后痤疮减少，《素问·生气通天论篇》曰："汗出见湿，乃生痤痱，劳汗当风，寒薄为皶，郁乃痤。营气不从，逆于肉里，乃生痈肿。"表明病因兼有感受湿、风及兼郁，且营血受阻；老师用枇杷叶、紫菀开泄肺郁，清降肺胃之热获效，伍入熟地、鸡血藤以填精行血而调经，仙灵脾于阳中求阴，阴得阳助而化成经水。前两诊调补肾中水火，及补气养血后经水至，故以鸡血藤、川芎补血行血，通络祛风，余药宣降肺气以祛在皮毛之风与湿，加入白芥子、浙贝透散郁结之邪，白芷升阳明经气而和颜面。三诊时治疗用药体现出补气养血、宣降肺气，兼祛风、湿、郁。四诊时以祛余邪，据皮疹分布，加强归经用药。加入石膏清解阳明胃经湿火之毒，以加强清降肺胃热毒。浙贝入肺经气分，软坚散结，辛散肺郁，苦泻心火。桑白皮祛肺经水气而泻火郁。枇杷叶清肺和胃而降气，气下火降而痰消。紫菀苦温下气，善下达，使气化而寒热结气达于州都，从小便而去。连续调治，随症治之而病愈。

(九)调和阴阳以愈汗证

汗证是由于阴阳失调，腠理不固而致汗液外泄，自汗多属气虚不固，盗汗多属阴虚内热，但有肝火、湿热等邪热郁蒸所致，及病久出现气阴或阴阳双虚，重在辨证，老师常用桂枝汤类方治疗该病获效，即调和阴阳而愈之。

某男，72岁。因冠心病行冠脉支架植入术后，次年3月始出现汗出、恶风而被厚衣，衣厚汗出，减之则易感冒，饮水汗出，喜热饮，夜间胃痞，大便调。舌质淡，舌体胖，苔薄微腻，寸尺脉弱、关略滑。辨证为卫阳不足，表气不固，方用桂枝加附子汤合桂枝加龙骨牡蛎汤加减。药物组成：黄芪30g，桂枝15g，白芍15g，附片(先煎45分钟)15g，炙甘草30g，干姜10g，煅牡蛎(先煎)30g，煅龙骨(先煎)30g，仙鹤草30g。7剂，一日1剂，水煎分服。服药7剂后汗出减少，减衣1件，胃痞减，疲乏，便调。舌苔薄黄，微腻。上方黄芪加至50g、附片加至20g(先煎1小时)，加生山楂15g、菖蒲10g加强助卫阳、实表气、和胃之功。重用黄芪以益气固表，实腠理。附片与芪相伍以温阳固表。又服药7剂后唯晨起汗出阵作，畏风，时胃痞嗳气。舌苔白腻。上方桂枝加至30g、干姜加至15g、菖蒲加至15g，加当归15g、细辛10g、麦芽30g、砂仁10g。继服，以增心脾之阳及交通太少两经，且助脾阳运化，使中焦气足而元气充沛，机体御邪之力增强。本案在补卫温肾的同时，重视中焦阳气的调护，即胃气是元气之本的体现。因病源于秋冬而作，故从肺肾入手论治。正如《素问·风论篇》云："以秋庚辛中于邪者为肺风，以冬壬癸中于邪者为肾风……肺风之状多汗畏风……肾风之状多汗恶风面庞然浮肿，脊痛不能正立……"

第六章　"脾色环唇"的临床应用

老师在脾胃病辨证过程中，总结多年的临床经验，提出"脾色环唇"辨证方法。何为"脾色环唇"？即通过观察患者口唇周围的颜色是否发黄来判断脾的病变，若颜色发黄称为"脾色环唇"，提示脾胃功能低下。脾开窍于口，其华在唇。脾的精气健旺与否，可由口唇表现出来，即唇为脾之外候。因脾为气血生化之源，脾的运化功能健旺，则气血旺盛，口唇红润光泽；若脾气不健，气血不足，多见口周发黄无华。临床中见到病人"脾色环唇"，多考虑脾虚，结合其他脉证，运用运脾汤治疗，往往会取得意想不到的效果。

一、验案举隅

（一）胃痞——脾虚不运证

患者女，45岁。间断性胃脘部胀满10余年，加重1月。患者自述10余年来每因进食稍多即出现胃脘部胀满不适，空腹则自觉心慌不适，曾服用中西药治疗，症状稍有缓解。1月前因饮食过多后胃脘部胀满加重，伴纳差，夜寐差，多梦，二便调，脾色环唇（唇周颜色黄而明亮）。舌质淡，苔薄白，脉沉。中医诊断：胃痞。证属：脾虚不运。治宜健脾助运。方以运脾汤加味，处方：党参15g，白术15g，茯苓10g，佛手15g，枳壳10g，石菖蒲10g，炒麦芽15g，仙鹤草15g，黄芪15g，桂枝10g，炙甘草10g。7剂，一日1剂，水煎分服。二诊：患者自诉胃脘胀满缓解，食欲改善，夜寐好转，脾色环唇较前减轻。舌质淡，苔薄白，脉沉。上方党参加至20g，继服7剂。三诊：患者自述胃脘胀满明显缓解，现偶有胃胀，食欲可，夜寐尚可。效不更方，上方继服7剂。四诊：患者近一周未出现胃胀，食欲可，夜寐可，因既往有湿疹病史10余年，患者希望能够予以治疗。故上方加凤眼草30g、川芎10g。7剂，一日1剂，水煎分服。

【按】本案患者饮食不节，伤脾败胃，导致运化失调，内生湿浊，阻滞气机。脾胃居于中州，是人体气机升降的枢纽，枢机不利，则出现胃脘部胀满不适；同时"饮食自倍，肠胃乃伤""胃不和则卧不安"，出现夜寐差、多梦等，结合"脾色环唇"的望诊特点选用健脾助运的运脾汤加益气温中的黄芪、桂枝予以治疗。诸药合用，能使脾运得健，气机升降如常，气血运行调畅，阴平阳秘而寐安。张景岳《类经·不得卧》载："今人有过于饱食或病胀满者，卧必不安，此皆胃气不和之故。"因此，合理膳食有助于脾胃功能的正常运化，有助于维持人体的健康。

（二）不寐——脾胃虚弱，肝胃不和证

患者男，38岁。失眠多年，睡后多梦易醒，性情急躁，喜叹息，倦怠乏力，食少，二便可。诊见：神疲懒言，面色无华，唇周发黄。舌淡苔白，脉沉弦。中医诊断：不寐。证属：脾胃虚弱，肝胃不和。治宜健脾疏肝，和胃安神。方以香砂运脾汤加减，处方：香附15g，砂仁10g，党参30g，白术20g，茯苓10g，佛手15g，枳壳15g，石菖蒲15g，麦芽20g，甘草10g，仙鹤草30g。7剂，一日1剂，水煎分服。二诊：患者睡眠好转，唇周发黄减轻，现矢气、梦话多。舌质略红，苔薄白。上方枳壳加量至20g，继服7剂。三诊：患者自述诸症好转，梦话仍多。诊见：唇周发黄大减。舌淡，舌体胖大，苔薄白。上方加黄芪30g、女贞子15g、远志15g。7剂，一日1剂，水煎分服。药后唇周发黄消失，诸症痊愈。

【按】《灵枢·经脉》篇有"胃足阳明之脉，起于鼻之交頞中，旁纳太阳之脉，下循鼻外，入上齿中，还出挟口环唇"的描述，指出足阳明胃经脉分布与环唇的联系；《灵枢·经筋》篇中"足阳明之筋……上颈，上挟口"也描述了胃筋在口周的分布，记载了口唇与足阳明胃经的密切关系。因此，脾胃与唇息息相关，唇周的变化首先反映脾的病变；《慎斋遗书》说："诸病不愈，必寻到脾胃之中，方无一失。何以言之？脾胃一伤，四脏皆无生气，故疾病日多耶。万物从土而生，亦从土而归，'补肾不若补脾'，此之谓也。治病不愈，寻到脾胃而愈者甚多。"而《素问·逆调论篇》曰："阳明者，胃脉也，胃者，六腑之海，其气亦下行，阳明逆不得从其道，故不得卧也。《下经》曰：'胃不和则卧不安，此之谓也。'"由此，老师依据"脾色环唇"一证，同时与神疲懒言、面色无华、舌淡苔白、脉沉弦互参，治以健脾疏肝为主，交通心肾以安神为辅。同时老师认为"健脾先运脾，运脾必调气"，故方中党参健脾益气；白术既能燥湿实脾，复能缓脾生津，健食消谷；仙鹤草补脾益气，补而不腻；茯苓健脾渗湿；佛手气清香而不燥烈，性温和而不峻，既能舒畅脾胃滞气，又可疏理肝气以防木郁克土，且无耗气伤津之弊；枳壳善理气宽中，行气消胀，与佛手合用突出了调气运脾之功；炒麦芽化湿和中，宽肠下气，消一切米面诸果食积，兼能疏肝理气；石菖蒲芳香醒脾，化湿和胃，且辛苦而温，芳香而散，开胃宽中。诸药合用既补气以助运，更调气以健运，兼以肝脾共调，使脏腑调畅，则脾运复健，升降如常，同时石菖蒲和胃，远志交通心肾而定志宁心，诸症自除。

（三）带下——中气不足证

患者女，28岁。试管婴儿着床第40天流产。现带下量多，色淡黄，质稀薄，无异味，月经后期腰部酸困。纳食可，二便如常。诊见：唇周色黄，舌质红，舌体瘦，苔薄，脉沉细。中医诊断：带下。证属：中气不足。治宜健脾益气，温肾助阳。方用自拟方，处方：黄芪30g，党参30g，白术10g，茯苓10g，桂枝10g，白芍10g，山萸肉30g，女贞子10g，巴戟天10g，知母10g，甘草10g，仙鹤草30g。7剂，一日1剂，水煎分服。7剂后唇周发黄消失，诸症愈。

【按】"带下"之名，首见于《内经》。《素问·骨空论篇》说："任脉为病，……女子带下瘕聚。"《沈氏女科辑要》引王孟英说："带下，女子生而即有，津津常润，本非病也。"若带下量明显增多，或色、质、气味异常，即为带下病。《女科证治约旨》说："若外感六淫，内伤七情，酝酿成病，致带脉纵弛，不能约束诸脉经，于是阴中有物，淋漓下降，绵绵不断，即所谓带下也。"《医学心悟·妇人门》云："带下之症……不外脾虚有湿，脾气壮旺则饮食之精华生气血而不生带，脾气虚弱则五味之实秀，生带而不生气血。"是故老师据此并结合"脾色环唇"这一特征性表现，从脾论治带下效如桴鼓。

《素问·六节藏象论篇》云："脾、胃……其味甘，其色黄，此至阴之类，通于土气。"《难经》云："足太阴气绝则脉不荣其口唇，口唇者肌肉之本也。"《四诊抉微》说："环口黧黑，柔汗发黄者，此为脾绝也。"故脾胃病变在面部主要表现在口周，脾胃的生理病理都可通过与之联系的口唇表现出来。本案患者多年不孕，忧思气结，损伤脾气，脾胃气虚，生化乏源，半产之后，气血更虚，不能上荣，则见"脾色环唇"；脾虚，运化失职，水湿内停，湿浊下注，损伤任带二脉，约固无力，故带下量多，色淡黄，质稀薄，无异味；脾虚日久导致肾阳虚外府失荣，故腰部酸困；同时根据患者面色㿠白、脉沉细之象，老师认为治宜健脾益气，温肾助阳以止带。方中重用黄芪以达补中益气，升提清阳，增强脾的升降功能；而党参、白术、甘草、仙鹤草补中益气，助黄芪之健脾胃，又可增强生血之源；巴戟天温肾壮阳以助益气之功，脾气健则土不为木所乘，肝气舒则木不为土所侮，使风木不闭塞于下，地气自可升腾而湿气消，其中白术可升可降，能利腰脐之气；《滇南本草》谓仙鹤草"治妇人……赤白带下"；桂枝、白芍、甘草、白术调和营卫；知母、女贞子、甘草养阴和血脉，《本草纲目》记载女贞子可补中，强阴，健腰膝；山茱萸性虽偏温，实为阴阳并补之药，故《长沙药解》谓之"阴耗而滋阴，同时此味使阴药所育……又可固脱止带"。

（四）粉刺——脾胃虚弱，营卫不和证

患者女，22岁。面部及前胸、后背反复出现痤疮10余年，且于月经前1周加重，月经后减轻，伴多梦、睡中磨牙，手脚冰凉，头晕乏力，体位性低血压。曾经中、西医多方治疗效果不佳。诊见：皮疹以面颊、口周、额头为甚，疹色暗红，脾色环唇。舌淡胖，苔白，脉沉细。纳食可，二便正常。中医诊断：粉刺。证属：脾胃虚弱，营卫不和。治宜健脾益气，解肌和营。方用四君子汤合桂枝加龙骨牡蛎汤加减，处方：黄芪15g，党参15g，白术10g，桂枝10g，细辛10g，白芍15g，煅龙骨（先煎）30g，煅牡蛎（先煎）30g，制附片5g，麦芽15g，甘草10g，仙鹤草15g。7剂，一日1剂，水煎分服。并嘱患者饮食清淡，忌食辛辣刺激之品及冷饮。后电话随访，患者诉痤疮痊愈。

【按】 中医称痤疮为"粉刺""肺风粉刺""酒刺"，俗称"暗疮""青春痘"，因痤疮主要发生在皮肤肌肉之间，中医认为肌肉为脾所主，故其发生与脾胃病变有着十分重要的相关性。脾胃为后天之本，气血生化之源。脾主运化，喜燥恶湿，胃受纳水谷，在脾的运化作用下转化为精微等营养物质，从而化生气血以营养全身。颜面乃"十二经脉，三百六十五络，其气血皆上于面而走空窍"之所，面部、胸部又是阳明经所过之处，阳明胃经为多气多血之经，与脾通过经脉相互络属而构成表里关系，故老师同时结合"脾色环唇"的临床表现，运用健脾益气法治疗痤疮取得了较好疗效。

《素问·六节藏象论篇》说"脾、胃……其华在唇四白"；《素问·五脏生成篇》说"脾之合肉也，其荣唇也"；《灵枢·五色》篇曰"黄为脾"，即脾的正色为黄色，但黄色亦为脾病之色，主脾虚、湿证；明代张介宾《景岳全书·传忠录·里证篇》说"脾病则口不知味而色黄"；明代陈实功《外科正宗》谓"盖疮全赖脾土"。本案患者脾胃气虚，生化乏源，气血不能上荣，阳明不足，则口周萎黄，脾色环唇，同时根据患者乏力、舌胖大、脉沉细等气虚之象，老师据此认为本患者病之标在皮毛，其根本在肌腠、在脾胃。方中黄芪、党参、白术味甘入脾益气健脾；麦芽健脾；仙鹤草健脾补肾，调补气血，且补而不腻；桂枝辛温，能宣通卫阳，芍药合营于内，两相配伍，助阳解表，和营调卫；煅龙骨、煅牡蛎合桂芍以调阴阳，和营卫；气虚日久导致脾肾阳亦虚，寒从中生，则四末不温，故用附片、细辛、甘草、桂枝温行经络之寒涩；附片温少阴之内寒，通经脉；甘草补脾精而荣肝，血得温而升，荣养腠理肌肤，阳气温升，肌肤得养而症状自消。

二、体会

《灵枢·经脉》篇载"胃足阳明之脉……还出挟口环唇"为"环唇"的最早记载；明代王肯堂《医学津梁·卷六·唇》载："环唇皆属于脾，脾受邪则唇为之病。若风胜则唇为之动……血少则惨而无色"为"脾"与"环唇"的记载；然"脾色环唇"的临床应用目前尚无文献明确记载。

老师认为唇周的变化既然首先反映脾的病变，而黄色亦是脾病所主，那么患者口唇周围颜色黄则提示脾胃虚弱，称之为"脾色环唇"，可作为脾虚证的诊断依据之一。这是老师提出运用"脾色环唇"的诊查方法判断脾气虚证的理论依据，同时也为临床提高脾虚证辨证的准确性和治疗的有效性提供了参考。脾的运化功能健旺，则气血旺盛，口唇红润光泽；若脾气不健，气血不足，则多见口周萎黄无华或唇淡白不泽，故临床中见到患者"脾色环唇"，多考虑脾虚，同时结合其他脉证，运用益气健脾方法治疗往往会取得意想不到的效果。

第七章 和胃十八法的临床应用

老师对消化系统疑难病的诊治有较高的造诣，其中和胃十八法在临床中的应用有独到之处。现将和胃十八种法则和临床用药思路总结如下。

一、温中和胃法

饮食不节，损伤脾胃，胃病日久不愈，渐使脾胃阳气虚弱，阳虚生寒，胃络失温，或脾胃素虚，临床症见胃脘隐痛喜按，食欲不振，呃逆嗳气，脘腹胀满，面色无华，四肢无力，日久消瘦，大便稀溏，手足发冷，畏寒，舌质淡，苔白腻，脉沉弱无力者，治以温中和胃。方用黄芪建中汤加减，药用黄芪、党参、桂枝、白芍、甘草、生姜、大枣。方中黄芪、党参益气健脾，桂枝温中散寒，白芍、甘草缓急止痛，生姜、大枣调和营卫。

临床若见胃脘胀重加木香、枳壳；大便稀加茯苓、山药、肉豆蔻；食欲差加山楂、麦芽、神曲；脘腹冷痛用元胡配吴茱萸；泛酸加海螵蛸、浙贝母。

二、调中和胃法

气阴双虚、气滞血瘀，临床症见胃脘空痛，咽干、头晕、纳差、汗多，舌质红，少苔，脉沉细者，治以调中和胃、益气养阴。方用师创调中和胃汤加减，药用黄芪、女贞子、太子参、丹参、莪术、枳壳、五味子、石菖蒲、麦芽、甘草。方中黄芪、太子参补中益气，女贞子、五味子益气养阴，莪术、枳壳、丹参行气化瘀导滞，石菖蒲、麦芽健脾益胃，甘草调和诸药，诸药合用，同奏健脾益气、养阴和胃、行气导滞之功。

临床若见痛甚，加细辛、白芍；胀满纳差加砂仁、山楂。

三、运脾和胃法

脾虚无力，运化失常，临床症见胃脘胀闷，或胀痛，嗳气呃逆，嘈杂呕吐，舌质淡，舌体胖，苔白腻者，治以健脾促运，调气和胃。方用师创运脾汤加减，药用党参、白术、茯苓、佛手、枳壳、麦芽、石菖蒲、仙鹤草。方中党参、白术、茯苓补脾益气，枳壳、佛手理气调气促进脾运，石菖蒲芳香醒脾化浊，麦芽健胃消食，因中满者忌甘，故不用甘草而用仙鹤草助党参补气，以补促进脾运。诸药合用，寓理气于补益之中，寓调气于健胃之间。

四、消导和胃法

饮食伤胃，宿食停滞，临床症见胃痛厌食，脘腹饱胀，嗳腐吞酸，恶心欲吐，吐后症轻，大便不爽，矢气酸臭，舌苔厚腻，脉弦滑者，治以消食导滞、调理气机。方用保和汤加减，药用山楂、神曲、麦芽、半夏、茯苓、陈皮、连翘、莱菔子、枳壳。方中山楂、神曲、麦芽、莱菔子消食宽膈，半夏、茯苓、陈皮、枳壳行气化滞、和胃利湿，连翘散结清热，各药合用，共出消导和胃、清热利湿之力。

临床若见停食着凉兼外感发热者，加银花、苏叶；胃气上逆呕恶者，加生姜、橘皮；食积郁热者加黄连。

五、化饮和胃法

痰饮停胃，临床症见胃痛胁胀，眩晕心悸，短气而咳，舌苔白滑，脉弦滑或沉紧者，治以健脾渗湿、化饮和胃。方用苓桂术甘汤加减，药用茯苓、桂枝、白术、陈皮、甘草。方中茯苓健脾渗湿利水，桂枝通阳化气、温化水饮，白术健脾燥湿，甘草补益脾气、调和诸药。

临床若见呕吐痰水者，加半夏；气虚甚者，加党参。

六、清胆和胃法

胆虚痰热郁滞，临床症见胃脘不适，胸闷口苦，眩晕呕涎，舌苔白润，脉弦滑者，治以清胆和胃。方用温胆汤加减，药用半夏、陈皮、茯苓、竹茹、枳壳、甘草、生姜。方中半夏、竹茹燥湿化痰、降逆散结，陈皮、枳壳理气化痰，茯苓健脾利湿，甘草和中健脾，生姜和胃止呕。

临床若见时发眩晕、痰多胸闷者，加胆南星。

七、开结和胃法

伤寒误下成痞，或湿热留恋、脾胃虚弱、升降失调而致的痞满，临床症见心下痞满不痛，干呕或呕吐，肠鸣腹泻，腹胀闷，神倦，舌苔黄，脉弦细者，治以开结和胃、降逆除痞。方用半夏泻心汤加减，药用半夏、黄芩、干姜、党参、黄连、大枣、甘草。方中半夏和胃消痞、降逆止呕，干姜辛开散结，黄连、黄芩泄热和阳，党参补虚，甘草、大枣扶正祛邪，调和诸药。

临床若见腹痛呕吐甚者，合左金丸；若有宿食去党参，加枳壳、大黄。

八、化湿和胃法

脾胃不和，痰湿积滞，临床症见脘腹胀满，口淡食少，肢体倦怠，大便溏泄，舌苔白腻而厚，脉濡者，治以化湿和胃、行气导滞。方用平胃散加减，药用苍术、厚朴、陈皮、枳壳、甘草。方中苍术燥湿运脾，厚朴除湿散满，陈皮、枳壳行气化滞，甘草调和诸药。

临床若见口苦咽干，不欲饮者，加栀子、半夏；兼食滞者，加麦芽、石菖蒲。

九、解表和胃法

外感夹湿，伤及脾胃，临床症见发热、恶心、呕吐，舌苔白厚腻，脉滑数者，治以解表和胃、健脾化湿。方用清气饮子加减，药用藿香、银花、紫苏、蝉衣、半夏、陈皮、茯苓、麦芽、甘草。方中藿香、银花、紫苏、蝉衣解表化湿，半夏、陈皮、茯苓化湿和中，麦芽、甘草健脾益胃。诸药合用解表和胃，清热解毒，共奏表里双解之效。临床若见小儿发热，无论内伤外感，见证用药，屡用屡效。

十、清肝和胃法

少阳、阳明同病，临床症见寒热往来，胸胁苦满，呕呃不止，烦满不得卧，大便不解，舌苔黄，脉弦有力者，治以清肝和胃、表里双解。方用大柴胡汤加减，药用柴胡、黄芩、大黄、枳壳、半夏、白芍、生姜、大枣。方中柴胡、黄芩和解少阳，大黄、枳壳荡涤阳明热结、降胃气，半夏、生姜降逆止呕，白芍柔肝止痛，大枣调和诸药。

临床若见心下实痛、连于左胁，大便实而痛者，加瓜蒌、青皮；身目发黄者，加茵陈、栀子。

十一、疏肝和胃法

肝郁化火，肝气犯胃，临床症见胸胁胀满不舒或疼痛，口苦身热，脘痞泛酸，纳差便干，舌红苔黄或苔薄少津，脉弦数者，治以疏肝和胃、透解郁热。方用四逆散加减，药用柴胡、白芍、枳壳、香附、甘草。方中柴胡疏解郁结，枳壳配香附行气止痛、升清降浊，白芍益阴和里、舒畅气机，甘草调和中气、缓急舒挛。

临床若见气滞较甚者，加郁金、佛手；身目发黄者，加茵陈、栀子；兼食滞者，加麦芽、山楂。

十二、温肝和胃法

肝胃虚寒，浊阴上逆，临床症见胃痛或头痛，痛时欲呕，或干呕，吐涎沫，口淡，舌淡，苔白滑，脉弦迟者，治以温肝和胃、降逆止呕。方用吴茱萸汤加减，药用吴茱萸、党参、茯苓、半夏、生姜、甘草，方中吴茱萸温肝暖胃、散寒降浊，生姜散寒止呕，党参、甘草补脾胃、扶元气，茯苓、半夏化湿止呕。

临床若见心悸不寐，加白芍、酸枣仁；腹胀满闷，加木香、枳壳。

十三、清热和胃法

久病体弱，或胃虚夹热，临床症见反胃呕恶，胃脘痞硬，嗳气频作，舌嫩红，苔白，脉虚数者，治以清热和胃，理气降逆。方用橘皮竹茹汤加减，药用橘皮、竹茹、党参、半夏、生姜、甘草。方中橘皮理气和胃、降逆止呕，竹茹清胃热、止呃逆，党参益气和胃、理气补虚，半夏降逆祛痰、消痞散结，生姜、甘草和胃降逆。

临床若见口渴、干呕者，加麦冬、石斛；痰多加茯苓、陈皮。

十四、养阴和胃法

脾胃阴虚，胃津不足，胃失濡养，临床症见胃脘隐痛或灼痛，嘈杂嗳气，咽干口燥，大便干结，舌红少津或剥苔、少苔，舌面有小裂纹，脉小弦或细数者，治以养阴和胃。方用麦门冬汤加减，药用麦门冬、生地、半夏、枳壳、玉竹、白芍、甘草。方中麦门冬、生地、玉竹滋阴生津，半夏、枳壳开通胃气、下气降逆，白芍养血和阴，与甘草合用缓急止痛。

临床若见胃中嘈杂、泛酸，可加左金丸；阴虚呕恶可加竹茹、半夏；胃酸减少可加乌梅、焦三仙；大便艰涩加瓜蒌、槟榔、大黄。

十五、举陷和胃法

脾胃虚弱，中气不足，临床症见食欲不振、恶寒喜热，自汗体倦，少气懒言，舌淡，脉虚者，治以举陷和胃、升阳益气。方用补中益气汤加减，药用黄芪、党参、白术、陈皮、当归、柴胡、升麻、枳壳、甘草。方中黄芪补中益气，柴胡、升麻升阳固表，党参、白术、甘草甘温益气、补脾益胃，陈皮、枳壳理气化滞，当归补血和营，诸药合用，使中气充足、脾胃强健，下陷之阳气得以提升。

十六、开郁和胃法

气、血、痰、火、湿、食郁结，临床症见胸膈痞满，或脘腹胀痛，嘈杂吞酸，饮食不化，嗳气呕吐，舌苔白或有瘀，脉弦者，治以开郁和胃。方用越鞠丸加减，药用苍术、香附、川芎、神曲、栀子。方中香附行气解郁治气郁，苍术燥湿健脾治湿郁，川芎行气活血治血郁，神曲消食和胃治食郁，栀子清热除烦治火郁，气机流畅、诸郁得解，则痰郁随之而解。

临床若气郁偏重，则加木香、枳壳；湿郁偏重，加茯苓、泽泻；食郁偏重，加山楂、麦芽；痰郁偏重，加半夏、瓜蒌；血郁偏重，加桃仁、红花；火郁偏重，加银花、连翘。

十七、通下和胃法

燥热内结，临床症见恶热，便秘口渴，腹部胀满，咽痛齿痛，或口舌生疮，舌苔黄厚，脉滑数者，治以通下和胃。方用调胃承气汤，药用大黄、芒硝、甘草。方中大黄泄热通便，芒硝软坚润燥，甘草和中调胃，以护正气。

十八、化瘀和胃法

脾胃之病，易伤气及血，入胃络而致血瘀，临床症见胃脘部疼痛如针刺，固定持续，昼轻夜重，经久不愈，甚或呕血、黑便，舌质紫黯，或有瘀点瘀斑，脉沉涩或细弦涩，治以化瘀和胃之法。方用丹参饮合失笑散加减，药用丹参、檀香、砂仁、蒲黄、五灵脂、枳壳、天台乌药、三七粉。方中丹参、五灵脂活血化瘀，枳壳、台乌行气止痛，蒲黄活血止血。诸药合用，共奏和里缓急化瘀之功，使脾气得运，气血得畅，胃痛自除。

临床若见食少纳呆，加鸡内金、焦三仙；恶心呕吐，加竹茹、半夏。

第八章 经方的临床应用

宋以前，医家把经验方剂称为"经方"，如《肘后方》《千金方》《外台秘要》所载方剂均可称之为"经方"；宋以后，把《伤寒杂病论》方剂专称为"经论方"，也称"经方"（因为《伤寒杂病论》被称为医经，所以称其方为经方）。现代把《伤寒杂病论》的方子统称为经方，《伤寒杂病论》以外的方子统称为时方。

老师应用《伤寒杂病论》中方剂得心应手，且深刻认识到辨证论治的实质精神，对桂枝汤及其类方的应用活灵活现，临床用桂枝汤治疗过敏性鼻炎、荨麻疹、身痒如虫行、自汗、发热；桂枝加厚朴杏子汤治疗感冒后久咳；桂枝加附子汤治疗漏汗畏风、阳虚畏寒者；桂枝加龙骨牡蛎汤治疗惊悸、汗出、不寐者；桂枝去芍药加附子汤治疗痹证；桂枝加芍药汤治疗腹痛；桂枝汤中加入蝉衣、杏仁治疗晨起嚏声连作者；桂枝汤中伍入凤眼草治疗荨麻症获效；并以由此演变的黄芪建中汤治疗胃脘痛；以桂枝汤化裁出黄芪桂枝五物汤治疗胃脘痛、汗证、虚损、痹证等。除上述临床经验外，老师对临床中曾因过汗出现诸症的一系列方研读，即过汗亡阳饮邪为患有很深的体会，《伤寒论》有发汗后脉证治法15条，并列出方剂指导学习，在临床实践中应用理解，对发汗伤阳、外风复袭、汗遂不止之症，以桂枝加附子汤主之，助卫阳，实腠理，使津液行则肢体运。老师曾几剂治愈一夏季卧电褥、被厚衣、处30℃室温内仍怕冷的青年男子——汗后伤营、邪痹于外，症见"身疼痛、脉沉迟者，桂枝加芍药生姜各一两人参三两新加汤主之"。汗过多、心阳损伤，症见心中惕惕然者，桂枝甘草汤主之，用药比例桂枝四两，炙甘草二两矣；阳为汗之根，而肾为阳之宅，发汗过多，反动少阴之气，症见悸、眩、𥀫动、水肿者，真武汤主之；汗后心气不足而肾气乘之，悸而欲作奔豚者，茯苓桂枝甘草大枣汤主之；汗后伤及胃阳脾气者，厚姜半夏人参汤主之，以助阳行滞气；汗后邪不从汗出，正气反因汗伤，以芍药附子甘草汤先复正气、补益营血。

一、验案举隅

(一)桂枝汤

患者男，21岁。自诉易感冒、时嚏，伴皮肤红斑(荨麻疹)时作。舌质淡，苔薄白，脉浮。辨证为表气不固，肺气失宣。治宜固表解肌。方用桂枝汤加减，药物如下：黄芪30g，桂枝15g，白芍15g，白芥子10g，白术10g，生姜3片，炙甘草10g，大枣6枚。7剂，一日1剂，水煎分服。服药7剂上症即除。方中以桂枝汤调和营卫，伍入黄芪、白术建中实脾而固表，因脾胃为元气之本，元气者卫气也，卫气足而卫外为固矣；白芥子透邪散结化痰，宣肺气。本案为肺卫失和，以桂枝汤为基本方加入白芥子利肺窍，但同时伍入黄芪、白术，旨在建中以固表，体现出老师用药的精简及辨证的准确，同时体现出他治病时时顾护脾胃的特点。

(二)桂枝加龙骨牡蛎汤

患者男，75岁。自诉舌麻，继则脸烧，但头汗出，擦之时痛。舌黯，苔微黄，寸尺弱、右关略滑。病史3年，初服卡马西平有效，后则无效。辨证为阴阳不和。治宜调和阴阳。方用桂枝加龙骨牡蛎汤加减，药物如下：桂枝10g，白芍10g，生姜3片，炙甘草5g，煅龙骨(先煎)30g，煅牡蛎(先煎)30g，细辛5g，大枣6枚。7剂，一日1剂，水煎分服。二诊时自诉服药后病去九成，因苔薄黄，上方去细辛，加麦芽15g以加强化滞之力，继服6剂告愈。该案以桂枝汤治疗，其在外调和营卫，在内调和气血，使阴阳自和；伍入龙牡、细辛意在交通心肾，使浮游之火潜降，且体现出桂枝汤发汗而止汗，发汗不伤阴、止汗不敛邪的特点。

(三)桂枝加厚朴杏子汤

患者男，33岁。自诉因受凉或进食凉物(如冰棍)则作咳，背畏寒，大便每日1~2次，形体胖。舌质淡胖，苔白润，左寸及尺脉弱，关略滑。辨证为肺脾气虚。治宜补肺健脾。方用桂枝加厚朴杏子汤加减，药物如下：黄芪30g，白术10g，桂枝10g，白芍10g，杏仁10g，厚朴10g，细辛10g，附片5g，仙鹤草30g，炙甘草10g，生姜3片。7剂，一日1剂，水煎分服。经治2周咳嗽痊愈，该案以桂枝加附子汤、桂枝加厚朴杏子汤、桂枝加术汤合方以达调和阴阳、建中固表、宣降肺气、补火燠土、补火助卫，多法共使而愈病，体现出中医辨证施治的特点及个体化的治疗。

(四)桂枝加附子汤

患者女，44岁。自诉于每年5月始出现嚏作，胸以上热，膝以下凉，病史3年，饮食睡眠正常，二便调。舌质淡，苔中后白腻，脉沉细。辨证为阴阳不和。治宜调和阴阳。方用桂枝加附子汤加减，药物如下：桂枝10g，白芍10g，附片(先煎45分钟)15g，生姜3片，大枣6枚，细辛10g，杏仁10g，白芥子10g，凤眼草10g，炙甘草10g。7剂，一日1剂，水煎分服。方中以桂枝汤调和阴阳，伍入附片、细辛以补火助阳，因太阳少阴互为表里经，补少阴之火，即助太阳之气，使阳卫外而御邪；杏仁、白芥子、凤眼草以宣肺祛风。二诊时诸症改善，但咽略干，上方加北沙参10g以滋阴清虚火。三诊诉上症已去七成，故于上方加黄芪15g、白术10g，继服7剂，加强健中固表之力。四诊时出现口腔溃疡，咽不红，下肢凉夜间阵作，舌苔腻微黄，脉同前，于上方去白术，加苍术10g、白豆蔻10g、黄连5g、竹叶5g，增加清心火之力，稍加黄连以引火趋下。五诊诉口腔溃疡愈，自觉胸以上热气散去，下肢夜间可不盖被，上方去黄连后继服。该案老师以桂枝加附子汤加减治疗获效，《伤寒论》曰："太阳病，发汗，遂漏不止，其人恶风，小便难，四肢微急，难以屈伸者，桂枝加附子汤主之。"该案获效主从上热下寒及夏季嚏作分析为阴阳失调，肺气不足而受风邪，随其兼症，灵活加减用药而使其方应用更广。

患者女，65岁，主诉失眠半年余。半年来患者寐而不寐，时感乏力，自汗，动则汗出湿衣，心悸，易外感，畏寒肢冷，四肢沉重。舌淡胖，苔白微腻，脉沉细。辨证为营卫不和，心神失养。治宜调和营卫，温阳固表。方用桂枝加附子汤加减，药物如下：桂枝10g，白芍10g，附片(先煎半小时)10g，黄芪15g，白术10g，龙骨30g，牡蛎30g，炙甘草10g，生姜3片，大枣6枚。7剂，一日1剂，水煎分服。二诊患者诉服药后夜寐改善明显，可安睡5～6小时，汗液减少，乏力减轻，遵上方加黄芪至30g，以增加固表之力，继服7剂。三诊：患者诉睡眠基本正常，无异常出汗，唯畏寒肢冷，上方附片加至20g(先煎1小时)，再服7剂，诸症消失。《黄帝内经》曰："阳在外，阴之使也，阴在内，阳之守也。"柯韵伯曰："汗者，心之液，是血之病变见于皮毛者也"。又曰："损其肺者益其气，损其心者调其营卫。"《难经》曰："心不足者，调其营卫。营卫者，血脉之所在，而心之主之。故养心者，莫善于调营卫也。"患者卫阳卫外不固致营阴孤弱不能内守，营卫失和，汗液外泄，又汗者，心之液，血为心主，汗多心无所主，心神失养而不寐。老师遵仲景及古人旨，注重阳虚卫外不固，汗出伤及心阳，明辨病机，切中要害，投桂枝加附子汤化裁治之，以调和营卫，温阳固表，心阳得以温养，不但失眠之症若失，汗出及乏力心悸症状明显缓解，正如《黄帝内经》所云："治病必求于本。"

（五）苓桂术甘汤

患儿男，25天。以新生儿肺炎就诊于某院，治疗20余天，病情愈重，下病危通知2次，万般无奈之际，请老师会诊，寄希望于一线。老师询其病起外感之后，渐见咳嗽、气促、痰鸣而住院治疗，时用进口"先锋必"等抗生素，但肺湿性啰音不减反增。细察舌脉，视指纹，舌苔白润，指纹在命关紫滞。辨证为痰湿内停。治宜温阳化湿。方用苓桂术甘汤加味，药物如下：茯苓6g，桂枝6g，白术3g，白芥子3g，杏仁3g，陈皮3g，甘草2g。2剂，水煎，昼三夜一温服。二诊家长代诉服后咳喘大减。听诊肺部啰音明显减少。遂以原方去白芥子，再进3剂而病愈。后以六君子汤调养，以资巩固。肺炎临床以痰热壅肺为多，出生25天之新生儿，何热之有？老师查其舌脉，辨为痰湿内停，遵仲景"病痰饮者，当以温药和之"之旨，投以温阳化饮之苓桂术甘汤治疗，应手而效。

患者女，43岁。腹泻10年，现大便每日3~4次，见完谷不化，时腹痛，食多或进食油腻、辛辣加剧，伴手足凉，唇色暗有点状黯斑。舌质淡，苔白脉沉。辨证为脾肾虚寒。治宜温补脾肾。方用理中丸合苓桂术甘汤加味，药物如下：党参30g，白术10g，茯苓15g，干姜10g，桂枝10g，附片（先煎1小时）20g，泽泻15g，木香10g，马齿苋15g。7剂，一日1剂，水煎分服。方中以苓桂术甘汤温中化湿，党参、白术以建中；茯苓、泽泻以渗湿、利小便而实大便；干姜、附片以补火燠土；木香行气消滞，且防补而成滞；马齿苋清热利湿。二诊：服药7剂后病情改善，腹痛缓，但四末仍凉。上方加强补火、通阳化湿之力，干姜加至30g、附片加至30g（先煎1.5小时）、桂枝加至20g，加小茴香30g，继服7剂。三诊时大便每日1次，不成形，时肠鸣。上方遂加薏苡仁30g、山药30g，以增强健脾化湿之力。四诊大便正常，四末微温，上方去泽泻后继服。本案治从脾肾论治，健脾温肾，温阳化饮，使寒湿之邪去矣。方中重用干姜、附片，直补脾肾之阳为其特点。

患者男，31岁。发病前半年去南方工作，住空调房、饮冰镇水及食辛辣后出现腹泻，日行3次余，病程6月余，形瘦眶陷，时呕，无腹痛。舌质淡，苔白，脉细。辨证为脾虚湿盛。治宜温中健脾渗湿。方用苓桂术甘汤加减，药物如下：茯苓30g，桂枝10g，白术15g，山药30g，干姜5g，扁豆10g，木香10g，马齿苋15g。7剂，一日1剂，水煎分服。二诊：服药7剂后仍泻，上方加附片（先煎半小时）10g、青皮15g、黄芪30g、小茴香30g，增强温中补土，调气散寒之功。三诊：大便成形，因食土豆后又泻，加干姜20g、赤石脂30g、石榴皮15g，继服6剂后泻止。本案病起贪凉纳饮又受风，饮食不节所伤，治从其本，在健脾渗湿的基础上，佐入补火暖土之品，待湿滞去之后，少佐酸涩之品而症除。

以上两案均以苓桂术甘汤加减，泄泻之由均由湿起兼有肠道积滞，日久脾虚而湿从寒化，使病难愈，故治疗时注意健脾燥湿，或温阳化饮，或淡渗利湿，兼行气消滞。

（六）栀子豉汤

患者男，75岁。睡眠受限1月，卧则憋醒，脐周一圈烧即作憋气，须开窗伸头至外稍舒，当时为12月初，既往有类似发作史，吸氧不缓，喜冷恶热。舌淡红，苔中后腻，微黄，右脉略滑、左尺弱。辨证为邪热扰膈。治宜宣透膈热。方用栀子豉汤加减，药物如下：栀子10g，豆豉10g，白术10g，川芎10g，赤芍10g，枳壳10g。2剂，一日1剂，水煎分服。服2剂见效，二诊时在宣透膈热的同时合用疏肝理气之剂，调方如下：栀子15g，豆豉15g，柴胡15g，枳壳30g，香附15g，陈皮10g，厚朴10g，桂枝5g，赤芍15g，川牛膝30g。3剂，一日1剂，水煎分服。服药后来诊，诉腹部烧灼、憋气、烦躁减轻，睡眠仍差。继清膈热、疏肝和胃、化痰安神，调方如下：栀子15g，豆豉15g，枳壳30g，竹茹10g，半夏10g，陈皮10g，茯苓10g，香附15g，川芎15g，麦芽15g，生龙骨30g，甘草5g。7剂，水煎分服，一日1剂。服药7剂后腹烧、烦躁缓解，睡眠转佳。上方加白芥子10g、浙贝母15g，豆豉减至10g，加强化痰散结之力，服药7剂，诸症缓解。本案患者老师据烦热、胸中憋气、睡卧不安而应用栀子豉汤加味获效，《伤寒论》云："发汗吐下后，虚烦不得眠，若剧者，必反覆颠倒，心中懊憹，栀子豉汤主之。"又云："发汗若下之而烦热，胸中窒者，栀子豉汤主之"。学习经典，明辨病机，运用经方辨证论治是提高疗效的关键所在。

（七）乌梅汤

患者女，22岁。以腹部阵发性绞痛38天、加重3天外院住院治疗，疼痛以右上腹及脐周为最，严重时昏不识人，四肢厥冷。已多次住院，经胃镜、钡餐透视、腹部B超、CT检查均未明确诊断。现患者呈痛苦面容，形体消瘦。舌质淡胖，边有齿痕，苔薄白，脉沉细弱。经反复询问，病初疼痛时有钻顶感，并有恶心、呕吐。老师查看患者后，考虑不排外胆道蛔虫症。指示急查B超，重点查胆道，经B超反复检查后提示：肝、胆囊未见异常，胆总管上段内双线连续条索高回声，胆总管内径5mm，B超报告示：胆道蛔虫症。老师依据症状、舌、脉，方予乌梅汤化裁，处方：党参30g，乌梅30g，黄连10g，桂枝10g，细辛10g，花椒10g，香附10g，郁金30g，甘草6g，炒枳壳60g，炒白芍60g。浓煎300ml，一天连服2剂。二诊诉服药1天后疼痛明显减轻，老师指示药已中的，原方继服。三诊诉服药5剂后，疼痛缓解。复查B超示：胆总管仍为双线条索高回声，胆总内径扩张为7mm，胆囊体积缩小，提示蛔虫仍在胆总管内。老师在上方中加生大黄（后下）3g、芒硝15g，水煎服，以加速蛔虫排出。服3剂后，复查B超示胆总管未见异常回声，内径恢复正常为3mm，提示蛔虫已从胆总管排出。柯韵伯谓："蛔得酸则静，得辛则伏，得苦则下。"乌梅汤药味酸、辛、苦俱备，能使蛔虫静而下行，故有安蛔止痛之功；加香附、郁金行气活血，调理气机；配枳壳、白芍理气宽中，缓急止痛；使以大黄、芒硝可促使蛔虫排出，诸症可愈，正所谓"通则不痛"也。现代研究表明，枳壳、白芍有松弛奥狄氏括约肌、收缩胆囊、促进胆汁排泄之功能。

（八）黄连阿胶汤

1. 眩晕（高血压）

患者女，65岁。头晕心悸10余年，曾多次住院治疗，症状时轻时重，西医诊断为高血压心脏病。近日因心情不畅致头晕、心悸加重，夜不能寐，甚则彻夜不眠，患者痛苦异常，血压180/110mmHg（1mmHg=0.133kPa），家人邀请老师出诊。诊其脉弦、细数，观其舌红少苔，辨证为阴虚火旺，心肾不交。患者肾阴亏虚，不能上荣于脑，则头晕；阴不制阳，心火亢盛，热扰神明，则不寐。治宜滋阴制阳，交通心肾。方用黄连阿胶汤合酸枣仁汤化裁，药物如下：黄连10g，白芍15g，酸枣仁15g，知母10g，川芎10g，阿胶（烊化）10g，鸡子黄(冲)2枚，生甘草10g。3剂，一日1剂，水煎分服。二诊诉服药后夜寐明显好转，头晕、心悸等症状有所减轻，测血压150/110mmHg。继遵上方化裁治疗，服10余剂，诸症消失，测血压130/90mmHg。三诊后以丸剂续服，缓图其功。仲景云："少阴病，得之二三日，心中烦，不得卧，黄连阿胶汤主之。""虚劳虚烦不得眠，酸枣仁汤主之。"少阴热化，烦热扰心，故心中烦，不得卧；肝血不足，虚热内生，虚火扰心，故虚烦不得眠。老师遵仲景旨，投黄连阿胶汤合酸枣仁汤化裁治之，不但失眠之症若失，头晕、心悸明显好转，血压亦降至正常，正如《黄帝内经》所云："治病必求于本。"

2.癫证（精神分裂症）

患者女，65岁。精神病史30年（间歇性发作），加重2月。患者2个月前突然发病，时而多言，时而少语，晚上8～9点睡觉，夜间0点左右自醒，醒后打开室内所有灯，行走房中，喃喃自语，至凌晨3点左右复睡，入睡后时有惊叫，晨6点起床，白天无目的地活动，发病后曾走失2次。平时发病治疗后即愈，本次发病后在某专科医院诊疗，疗效不明显。今日来诊，略显亢奋，自言自语，语无伦次，其女代述患者纳差，小便黄，大便调。舌红绛，无苔，脉细数。辨证为心肾不交。肾水不足，心火有余，水不能升，火不能降，则心肾不交，心火亢盛，热扰神明，发为癫证。治宜育阴潜阳，交通心肾。方用黄连阿胶汤化裁，药物如下：黄连5g，黄芩10g，白芍10g，阿胶(烊化)10g，鸡子黄(冲)2枚，百合30g，生地黄15g，牡丹皮15g，五味子15g，酸枣仁(捣碎先煎半小时)30g。7剂，一日1剂，水煎分服。二诊时见患者表情自然，面带笑容，可配合诊疗，其女述患者白天已无异常表现，入睡后无惊叫，但有梦呓，醒后浑然不知，纳食尚可，小便微黄，大便调。舌质红，无苔，脉细数。服药后症状缓解表明药已中病，但夜间睡眠仍有异常，考虑为心肾不交，阳不入阴所致。调方如下：生地黄15g，牡丹皮15g，白芍10g，黄芩10g，黄连5g，五味子15g，酸枣仁(捣碎先煎半小时)30g，鸡子黄(冲)2枚，百合30g，阿胶10g，石菖蒲15g，桂枝5g。7剂，一日1剂，水煎分服。三诊：对答已切题，其女述晚上10点入睡可睡至天亮，睡眠中偶尔自语，白天如常。舌质红，少苔，脉细。阴分仍虚，病本不除，病必不愈。上方加大生地黄用量至20g，并加沙参30g。继服7剂。四诊：患者如常，可做家务，纳食、夜寐可，二便调。舌质淡红，苔薄白，脉细。上方继服7剂，以巩固疗效。五诊：诊舌质淡，苔薄白，脉沉细。遂停药，随访半年无复发。对于"癫证"古代医籍早有论述，《素问·脉要精微论篇》曰："衣被不敛，言语善恶，不避亲疏者，此神明之乱也。"心主神明，病位在心，点明病位。《难经·二十难》从阴阳的角度指出了癫狂的病因："重阳者狂，重阴者癫。"《医家四要·病机约论·癫狂者审阴阳之邪并》提出了具体方药："盖癫之为病，多因谋为不遂而得，宜以安神定志丸治之。"现代医家对于癫证的治疗多从痰气郁结、心脾两虚着手，此为常证。而肾水不足、心火有余，亦可发为癫证，水不能升，火不能降，火扰神明，轻者不寐，重者为癫。老师在此病案中以黄连阿胶汤治之，疗效显著。首诊时老师即指出"此阴分虚也"，一语点明病机。此案发病之本为肾阴虚，肾虚水不足，不能制心火，心火扰神明，发为此病。治当滋肾水，清心火。老师以黄连阿胶汤加味治之，滋阴与降火同用，其中用阿胶、芍药咸寒以滋养肾水；黄连、黄芩苦寒以清降心火；鸡子黄则有融通水火之功；加生地黄、牡丹皮清热养阴；五味子上安心神，下滋肾阴；酸枣仁养心安神；百合与生地黄相配即为百合地黄汤，亦可养阴清热。二诊时药已中的，再加石菖蒲宁神开窍，佐以桂枝有引火归元之意。三诊加大生地黄用量，并加沙参30g，以加强养阴之力，加用二药的原因在于舌质色红。在本案中舌质是非常关键的辨证依据，且是中医辨证、治疗的客观指标。患者舌质由开始的绛红舌到停药前的淡舌，说明经过治疗肾水已复，心火已降。

3.失眠（更年期综合征）

患者女，48岁。自述心烦易怒，失眠2年，每晚睡眠时间不足2小时，且入寐困难，多梦，病发后每晚睡前服安定片，已由开始1片增至2片，被某医院诊断为更年期综合征，治疗后效果不佳，遂求治于老师。诊见：心烦不寐，眩晕，常伴心悸，五心烦热，手心汗出多，口干咽燥，便秘。舌红少苔，脉细数。辨证为肾水不足，心火亢盛。患者年近五旬，肝肾渐亏，肾水不足，不能制火，心火亢盛，发为此病。治宜滋肾清火。方用黄连阿胶汤化裁，药物如下：黄连10g，阿胶（烊化）10g，白芍15g，黄芩10g，鸡子黄（冲）2枚，甘草10g，生姜3片，大枣5枚，龙骨（先煎）30g，牡蛎（先煎）30g。3剂，一日1剂，水煎分服。并嘱患者停服西药。二诊：患者服药后每晚能睡5~6小时，且夜梦减少。上方加酸枣仁（捣碎先煎半小时）30g，继服。2周后睡眠恢复正常，伴随症状均已消失。患者为更年期女性，其在此阶段出现月经紊乱、烘热汗出、潮热面红、心烦易怒、失眠多梦等多种症状，为更年期综合征的表现。肾为先天之本，经水之源，妇女50岁左右肾气渐衰，天癸将绝，冲任亏虚，从而产生肾气亏虚、阴阳失衡等一系列病理变化。正如《素问·上古天真论篇》中说："女子七岁肾气盛，齿更发长；二七而天癸至，任脉通，太冲脉盛，月事以时下……七七任脉虚，太冲脉衰少，天癸竭，地道不通，故形坏无子也。"由于肾阴亏虚，水不涵木，水不制火，致心肝之火旺于上，从而出现更年期诸症，属本虚标实之证，其本为肾阴亏虚，其标为心肝火旺。因此，治以滋补肾阴为主，降心肝之火为辅，最终达到阴阳平衡。本病诊断为不寐，病位在心肾，肾精不足，清窍失养，故见头晕目眩；肾开窍于二阴，肾阴为一身阴气之源，真阴一亏，则肠道失润，而见便秘；手少阴心经支脉从心系上夹于咽部，心经有热则口燥咽干；阴液耗伤，虚火内生，热逼津液外泄，而见手心汗出；虚热内蒸，阴虚火旺，故见五心烦热，舌红少津，脉细数；心火亢盛，则心悸，不寐。黄连阿胶汤主治少阴热化证。其病机属阴虚火旺，故与本病之病机相同。黄连意在清独亢心火以除烦热；黄芩与之相配，苦寒直折心火，并使阿胶滋而不腻；阿胶乃血肉有情之品，补真阴，资肾水；鸡子黄养心血、安心神，佐黄连、黄芩于降心火中补心血；芍药佐阿胶于补阴中敛阴气，水升火降，水火既济，心肾相交，则心烦、不得眠诸症自除；加龙骨、牡蛎意在安神潜阳，使阳入于阴而入寐，并能固涩敛汗；加酸枣仁养心安神。用黄连阿胶汤治疗本病，疗效满意。

二、体会

老师在临床中应用经方时，谨守病机，随症施治而灵活加减用药，将中医辨证施治和整体观念的思想，始终贯穿在诊治疾病的过程中。在临床实践过程中理解方剂的应用实质及辨治特点、所生疾病的缘由及传变过程，在临证时注意提前防病之传变，杜绝其欲传之路，通过扶正以堵邪之来路。

第九章　补中益气汤的临床应用

补中益气汤出自《脾胃论》,治头痛口渴、表热自汗、不任风寒、心烦不安、四肢困倦、少气懒言等。柯琴论此方曰:"仲景有建中、理中二法。风木内干中气,用甘草、饴、枣,培土以御木;姜、桂、芍药,平木而祛风,故名曰建中。寒水内凝于中气,用参、术、甘草,补土以制水,佐干姜而生土以御寒,故名曰理中。至若劳倦,形气衰少,阴虚而生内热者,表证颇同外感,惟东垣知其为劳倦伤脾,谷气不盛,阳气下陷阴中而发热,制补中益气之法。谓风寒外伤其形为有余,脾胃内伤气为不足……遵《黄帝内经》劳者温之、损者益之之义,大忌苦寒之药,选用甘温之品,升其阳以行春生之令。凡脾胃一虚,肺气先绝,故用黄芪护皮毛而闭腠理,不令自汗。元气不足,懒言气喘,人参以补之。炙甘草之甘,以泻心火而除烦,补脾胃而生气。此三味,除烦热之圣药也。佐白术以健脾,当归以和血。气乱于胸,清浊相干,用陈皮以理之,且以散诸甘药之滞。胃中清气下陷,用升麻、柴胡气之轻而味之薄者,引胃气以上腾,复其本位,便能升浮,以行生长之令矣。补中之剂,得发表之品而中自安;益气之剂,赖清气之品而气益培,此用药有相须之妙。是方也,用以补脾,使地道卑而上行,亦可以补心、肺,损其肺者,益其气,损其心者,调其营卫也。亦可以补肝木,郁则达之也。惟不宜于肾,阴虚于下者不宜升,阳虚于下者更不宜升也。凡李杲治脾胃方,俱是益气。去当归、白术,加苍术、木香,便是调中,加麦冬、五味辈,便是清暑。此正是医不执方,亦是医必有方。"

老师应用此方时,凡属于中气不足、气虚下陷、肠胃功能减弱,甚至是气虚出血,皆可应用。妇科病大量出血,用补中益气补气而固血,使用时可酌加少许收敛止血药疗效更佳;上部出血只要属于气虚的亦可运用。临床上还可以见到大便日久不行,但大便稀的情况,可以应用补中益气汤。还有老年人,尤其是老年女性患者,小便淋漓不断,小腹胀甚,但小便不通畅,辨证属于气虚的,用补中益气汤治疗效果亦佳。临证时,见到出血、便秘、淋证等疾病时,当需辨证论治,分清病性,明辨虚实,需要用补法时要毫不犹豫。"塞因塞用",

从表面看是反治法，从辨证论治、审证求因来看仍然是正治法。在临床运用补中益气时，一定要注意升麻、柴胡的用量，量不能过大，量大之后恐发散耗气而使气虚益甚，失去升提之力，背离李东垣设此方之旨。

一、验案举隅

(一)口疮

患者女，63岁。口咽部溃烂、疼痛反复发作3月余，加重1周。患者于3月前出现口咽部溃烂、疼痛，反复发作，近1周因劳累加重，在他医处服用清热解毒、养阴利咽之剂不效。伴神疲乏力，面色不华，食欲不振。舌淡胖，苔薄白，脉沉细。查上唇内及咽部各有一米粒大小溃疡，表面覆薄白苔，周围色淡。中医诊断：口疮。证属：脾虚气陷，阴火上炎。治宜补益中气以消阴火。方用补中益气汤加味，处方：黄芪15g，党参15g，车前草15g，白术10g，当归10g，陈皮10g，升麻6g，柴胡6g，甘草6g，竹叶6g，牛膝30g，桂枝2g。3剂，一日1剂，水煎分服。二诊诉3剂后患者觉疼痛明显减轻，效不更方，守方调服10余剂，疮面愈合，诸症消失。

【按】"口疮服凉药不愈者，因中焦土虚。"补中益气汤是李杲为饮食劳倦伤脾、发热而设。以甘温之品，补脾胃之气，脾胃气旺，则元气充，火归其位，溃疡自愈。临床应用此方时尚需与肾虚清阳不升相鉴别，正如陆丽京所云："此为清阳下陷者言之，非为下虚清阳不升者言之也。倘人之两尺虚微者，或是肾中水竭，或是命门火衰，若再一升提，则如大木将摇而拔其本也。"

(二)发热

患者女，23岁。发热3月。患者3月前患流感后出现高热，体温39.8℃，在当地医院抗感染治疗后高热退。45天前出现咽痛，低热，每天体温最高达37.8℃，疲乏，纳差，在当地医院经抗感染治疗无效。因患者4年前临近高考时亦出现发热，在老师处治愈，此次专程从外地回兰州诊治。昨日晨起体温36.5℃，上午11点左右37.2℃，夜间11点36.5℃。舌红，苔薄黄，脉沉细。中医诊断：发热。证属：气虚发热。治宜补中益气，甘温除热。方用补中益气汤化裁，处方：黄芪10g，党参10g，白术10g，当归10g，陈皮10g，柴胡5g，升麻5g，甘草5g。4剂，一日1剂，水煎分服。二诊：服药4剂后体温恢复正常，昨日感冒后体温36.9℃，无咽痛。舌质淡，苔薄白。上方黄芪加至20g，加附片5g。继服7剂，诸症皆除。

【按】 患者3月前因流行性感冒出现高热，高热退，但身体未康复。一个半月前再次出现发热，在当地医院求治无效。患者第一次为外感发热，经抗感染治疗可愈；第二次当为气虚发热，故抗感染治疗无效。患者外感后正气未复，加之劳思伤脾，中气不足，阴火内生，而致发热，故热势不高；阴火上乘，则咽痛；脾胃气虚，气血生化乏源，故疲乏、纳差。治当补中益气，脾胃气旺，阴火自消，虚热则退。

(三)虚淋

患者女，46岁。小便频数涩痛半年，加重1周。患者半年前出小便频数涩痛，1周前因劳累涩痛加重，伴腰部酸困隐痛，头晕耳鸣，神疲乏力，食少纳呆，夜寐欠安。舌淡红，苔薄白，根稍腻，脉沉细。多次查尿常规示：尿隐血(+)。中医诊断：虚淋。证属：中气下陷。治宜补气举陷，利水通淋。方用补中益气汤加味，处方：黄芪15g，党参15g，白术15g，猪苓15g，泽泻15g，当归10g，陈皮10g，升麻6g，柴胡6g，甘草6g，牛膝30g，车前草30g。7剂，一日1剂，水煎分服。二诊诉药后尿畅痛减，次数减少。效不更方，上方调服10余剂而诸症消失，复查尿隐血(-)。

【按】 李东垣创立的补中益气汤，是甘温除热的代表方剂，主治脾胃气虚出现发热、自汗，少气懒言，子宫下垂，脱肛、久泻、久痢等。老师临床应用此方非常广泛，对于老年人的久淋常用此方，辨证要点为：尿频、尿急、尿痛不明显，舌质淡，苔薄白，脉沉细，且有遇劳则发或加重的特点。老师认为此类病人多因气虚下陷，肾气不固所致，治疗时切忌用大量清热凉血之剂。由于现代治疗此类疾病，往往要结合尿常规是否有白细胞，若有白细胞部分医生即会予清热解毒之剂，殊不知对于气虚下陷、肾气不固的病人等于是雪上加霜，甚至会导致少阴虚寒证，使疾病难愈。治疗时可以在补中益气汤的基础上加白茅根，临床屡试不爽。

(四)尿血

患者女，62岁，尿血1年余，加重1周。每因劳累、着凉而反复发作，曾在外院诊断为"慢性肾小球肾炎"，多次查尿常规示尿隐血(++～+++)，曾服西药疗效不佳。诊见：神疲乏力，面色不华，食欲不振，腰部酸困，夜寐欠安，小便略频，排出不畅，尿色较深，大便可。舌淡胖，尖稍红，苔薄白，脉沉细。

3天前查尿常规示：尿隐血（+++）。中医诊断：尿血。证属：气虚失摄。治宜益气摄血，清热止血。方用补中益气汤加味，处方：黄芪30g，党参15g，白术10g，当归10g，陈皮10g，升麻6g，柴胡6g，车前草15g，白茅根15g，红藤30g，虎杖30g，仙鹤草30g。7剂，一日1剂，水煎分服。二诊时诉乏力减轻，尿色转淡。效不更方，上方调服20余剂而诸症消失，复查尿隐血（-）。

【按】本方治阴虚内热，头痛口渴，表热自汗，不胜风寒，脉大，心烦不安，四肢困倦，懒于言语，无气以动，动则气高而喘等症，为甘温除热的代表方，后世多用治脾胃气虚而中气下陷之证。老师认为患者素体虚弱，或过劳伤气，或久病耗气，致气虚不能摄血，则尿血反复不愈。验之临床，必有其症。故运用补中益气汤以补益脾胃，升举下陷之阳气，脾气复得以摄血，则尿血自止。久病患者常见气阴两虚，或余邪化热久恋不去，故临证之时适当配伍清热凉血之剂如茜草、白茅根、生地等则疗效更佳。

（五）不寐

患者男，49岁。失眠5天。患者5天来反复失眠，时轻时重，时发早搏，四肢困倦，气短懒于言语，头昏，心烦不安，鼻汗，夜间脚热，治疗后未获效。舌质淡，边有齿痕，苔白，脉沉细。中医诊断：不寐。证属：脾气不升，阴阳失交。治宜补脾益气，升清降浊。方用补中益气汤加减，处方：党参15g，黄芪15g，当归15g，陈皮10g，升麻5g，柴胡5g，桂枝5g，五味子15g，山茱萸30g，甘草5g，仙鹤草30g。7剂，一日1剂，水煎分服。二诊诉服药后夜寐改善，乏力气短及心烦不安缓解。效不更方，守方继服7剂。三诊：继服7剂后，诸症基本消失，守方加减以扶助正气。

【按】柯韵伯曰："至若劳倦，形气衰少，阴虚而生内热者，表证颇同外感，惟东垣知其为劳倦伤脾，谷气不盛，阳气下陷阴中而发热，制补中益气之法。谓风寒外伤其形为有余，脾胃内伤气为不足……遵《黄帝内经》劳者温之，损者益之之义，大忌苦寒之药，选用甘温之品，升其阳以行春生之令。"赵养葵曰："后天脾土，非得先天之气不行。此气因劳而下陷于肝肾，清气不升，浊气不降，故用升、柴以佐参芪，是方所以补益后天中之先天也。凡脾胃不足，喜甘而恶苦，喜补而恶攻，喜温而恶寒，喜通而恶滞，喜升而恶降，喜燥而恶湿，此方得之矣。"老师治病向来重视脾胃的调理，时时顾护胃气，在明辨病机基础上，重视一身之元阳，常以扶正固本为主，力求攻勿伤正，认为"正气存内，邪不可干"，很少苦寒并下伤脾败胃，从而伤及真阴真阳，正如张景岳曰："天之大宝，只此一丸红日；人之大宝，只此一息真阳。"

二、体会

东垣《脾胃论》遵《内经》"劳者温之，损者益之"之旨，立补中之法，创补中益气汤以治劳倦伤脾，中气亏虚而发热者，被后世尊为甘温除热之代表方，并广泛应用于临床。老师临证以辨证论治为原则，"有是证则用是药"，不论何病，但属中气亏虚者，悉以本方化裁论治。对于气虚久咳不止者，遵"损其肺者益其气"之经旨，治以培土生金法，常以本方为主，酌加宣肺止咳之品而获效。对于久病失治，耗伤中气，或素体虚弱，中气亏虚，致气虚失摄，血溢脉外之尿血者，悉以本方为主，酌加清热止血之品而获效。若因中气不足，气虚下陷发为淋证者，则以本方为基础，酌加利湿通淋之品而获效。口疮一病，宜分虚实，临床以阴虚火旺证多见，常以玉女煎收功。然因劳伤脾气，中气下陷，阴火循经上熏口咽所致者亦非罕见，因而以补中益气汤收功，并常加竹叶以清热，加牛膝以引血下行，少佐肉桂以引火归元。

以上各病，症虽各异，但其中气亏虚之病机则一，故异病同治，均以补中益气汤奏功，这表明了异病同治是以辨证论治为基础的，辨证论治才是中医的立足之本，是中医的生命线。

第十章　补阳还五汤的临床应用

补阳还五汤，为清代名医王清任所创，载于《医林改错》一书中，此方原治"半身不遂，口眼歪斜，语言謇涩，口角流涎，大便干燥，小便频数，遗尿不禁"。王清任从"血府"气虚理论出发，创制补阳还五汤，将补气和活血化瘀结合，运用于中风证。该方的临床应用现已十分广泛，其治疗高血压、冠心病、类风湿性关节炎、糖尿病、慢性肾衰等疾病，是从调理机体的气血出发，使气血畅行，扶正祛邪，从而取得了良好的临床效果。

一、验案举隅

（一）眩晕病

患者男，53岁。头晕头痛7年余，加重3月。患者7年前出现头晕头痛，近3月加重，血压170/120mmHg，服复方降压片及中药六味地黄丸无明显效果。诊见：头晕而痛，劳则加重，肢软无力，四肢麻木，少气懒言。舌质淡，舌体胖，边有齿痕，脉沉细。西医诊断：高血压病。中医诊断：眩晕。证属：气虚血瘀。治宜益气活血。方用补阳还五汤化裁，处方：黄芪120g，当归4g，赤芍3g，桃仁3g，红花4g，地龙4g，川芎4g。7剂，一日1剂，水煎分服。二诊：1周后头晕略减，精神转佳，血压降至140/110mmHg，但时有头痛，仍肢软无力，食欲不佳，加牛膝30g、麦芽15g健脾益肾，再进6剂，头晕头痛若失，血压降至139/90mmHg，诸症悉平。

【按】 高血压病，属于中医"头痛""眩晕"病范畴。《内经》云"诸风掉眩，皆属于肝"。故医者治疗高血压病，多从平潜肝阳入手。然《内经》亦云"上气不足，脑为之不满，耳为之苦鸣，头为之苦倾，目为之眩"该证特点在于"劳则加重"，劳者，劳其神气，伤者，伤其形体，形气张于外，精神竭于中，故知气虚无疑，舌脉表现也说明了这一点。"病在血，治在气"，法当补气活血，用补阳还五汤。因此，高血压病见气虚之症，用补阳还五汤治之，疗效显著。

（二）痹病

患者女，35岁。双手指关节疼痛麻木伴晨僵1年。患者于1年前开始出现双手指关节疼痛麻木伴晨僵，活动后略减轻，在某医院检查，诊断为"类风湿性关节炎"，服双氯芬酸、阿司匹林等药，疗效不佳。又在别处服活血祛风中药数剂，服药时症状略有减轻，停药即复发，故来我院就诊。诊见：面色苍白，气短乏力，双手指关节微肿，以左手食指、中指关节疼痛为甚，纳差食少。舌质暗，舌体胖，苔薄白，脉弦细。西医诊断：类风湿性关节炎。中医诊断：痹病。证属：气虚血瘀，寒湿痹阻。治宜益气活血，散寒除湿。方用补阳还五汤加味，处方：黄芪30g，当归5g，赤芍3g，桃仁5g，红花3g，川芎5g，地龙5g，桑枝30g，秦艽15g，片姜黄10g，细辛10g，麦芽15g，甘草6g。3剂，一日1剂，水煎分服。二诊诉服药后疼痛略减，仍肿、晨僵，上方黄芪加至45g，再服4剂，服药后肿消，面色红润。更服6剂，晨僵亦轻，纳食增加，上方继续调服20剂，诸症悉平，4个月后随访未复发。

【按】 类风湿性关节炎属痹病，风寒湿邪是其发病的原因。然《内经》曰："正气存内，邪不可干"，故正气虚是其发病的基础。因气虚而卫外不固，气虚而血行无力，加之感受风寒，湿邪滞留经脉关节，气血运行不畅，瘀而不通，致疼痛、麻木、屈伸不利等。治疗时针对其气虚血瘀的根本原因施治，多能奏效。

(三)消渴病

患者男，63岁。发现糖尿病4年。血糖在6.9～12mmol/L之间波动，尿糖在(+～+++)之间波动。曾在多家医院就诊，服用多种中西药品，长期服用"优降糖""消渴丸"等。近1月来口干口渴加重，双下肢疼痛，视力模糊，神疲懒言，面色暗红，口唇暗而无光泽。舌质紫暗，舌体胖，舌边有齿痕，苔薄白，脉细涩。血糖11.5mmol/L，尿糖(+++)。西医诊断：2型糖尿病。中医诊断：消渴病。证属：气虚血瘀。治宜益气活血，生津止渴。方用补阳还五汤加味，处方：黄芪30g，当归6g，赤芍5g，桃仁5g，红花5g，川芎6g，地龙6g，天花粉15g，莪术30g，山楂20g，甘草6g。10剂，一日1剂，水煎分服。服10剂后肢痛口干、视力模糊明显改善，尿糖(++)，血糖9.6mmol/L，效不更方，守方治疗1月，临床症状消失，血糖6.5mmol/L，尿糖连续3次阴性。

【按】 糖尿病的瘀血证是近年来中医研究的新课题之一。据多年临床观察，老师认为，糖尿病不但存在有形之瘀，如舌质暗红、紫暗，或有瘀点、瘀斑、舌下脉络曲张青紫，皮肤瘀斑，肢端暗红，经血有块等，而且还存在着无形之瘀，如胸闷刺痛、肢体麻木困痛、头痛、腰酸痛、腹痛等。唐容川云："瘀血在里则口渴，……内有瘀血，故气不得通，不能载水津上升，是以为发渴，名曰血渴，瘀血去则不渴矣。"据报道，以活血化瘀法治疗糖尿病疗效显著，尤其对并发症患者，疗效更为理想。瘀血既是该病的主要病理产物，又有阴虚致瘀、燥热致瘀、气虚致瘀、阳虚致瘀等不同。对一些久病气虚患者，若兼见血瘀之象，用补阳还五汤治疗收效颇佳。

（四）水肿病

患者女，58岁。双下肢轻度浮肿2月。患者2年前患"肾小球肾炎"在某厂医院治疗，先后住院3次，均未完全控制病情。近2月因感冒后出现头昏，头痛，恶心纳差，气短乏力，双下肢轻度浮肿，尿素氮20mmol/L，肌酐432mmol/L，尿蛋白（++++），血压155/105mmHg，诊断为"慢性肾功衰竭"。因患者无力行走，故受邀前去其家诊治。诊见：面色苍白无华，眼睑肿胀，身软神疲，善太息，头痛眠差，恶心欲吐。舌淡红，边有瘀斑，舌体胖，边有齿痕，苔白腻，脉弦滑。西医诊断：慢性肾功能衰竭。中医诊断：水肿病。证属：气虚血瘀，湿毒阻络。治宜益气活血，化瘀利湿。方用补阳还五汤加味，处方：黄芪60g，当归5g，赤芍5g，桃仁6g，红花5g，川芎5g，地龙10g，枳壳30g，白豆蔻15g，苍术10g，麦芽15g，甘草6g。10剂，一日1剂，水煎分服。诉服10剂后，恶心头痛减轻，精神转佳，患者由家人搀扶前来就诊，查尿蛋白（++）。原方黄芪加至80g，再服10剂后诉精神更佳，恶心头痛症状已除，食欲增加，查尿素氮7.5mmol/L，肌酐167mmol/L，尿蛋白（+），血压140/100mmHg。继用前法，兼加补脾益肾之剂调治2年，病情平稳。

【按】 中医认为慢性肾功能衰竭的病机为脾肾两虚，湿毒阻络。但其根本的原因，仍是正气不足。气虚而脾虚不运，湿滞不化，郁久成毒；气虚而无力推动血行，血行不畅，久而成瘀。故治疗应标本兼治，益气活血、祛湿解毒。

（五）腹痛病

患者男，67岁。患者自述于2年前行胆结石手术，术后自觉腹部隐痛，经检查诊断为粘连性腹膜炎，服中西药效不佳，遂求治于吾师。诊见：左上腹隐痛，头晕，疲乏、气短，口唇发绀，纳差食少，夜寐欠佳，大便2～3日1行，排便不畅，小便可。舌淡暗，苔根薄腻，脉沉细。西医诊断：腹膜炎。中医诊断：腹痛病。证属：气虚夹瘀夹湿。治宜益气为主，佐以化瘀祛湿。方用补阳还五汤加减，处方：黄芪30g，当归10g，赤芍10g，川芎10g，桃仁10g，红花10g，葛根30g，地龙10g，石菖蒲10g，远志10g，炙甘草10g。7剂，一日1剂，水煎分服。二诊诉左上腹隐痛明显缓解，夜寐好转，余症同前。效不更方，上方加健运脾胃之白术、麦芽、枳壳，继续调服20余剂后，诸症消失。

【按】 手术是祛邪的重要手段，而手术祛邪也必伤及正气，刀圭之下，元气、阴血必泄，经络筋脉必伤，血溢脉外成瘀，造成气虚血瘀。本案患者病起于胆结石手术，是由于手术耗伤气血，一则局部失却气血之濡养，二则气为血之帅，气虚无力行血以致血行不畅，加之局部之血脉瘀滞，且病久入络，经络阻塞，形成了本病虚实夹杂的病机，气血虚弱、血脉瘀滞，不荣则痛与不通则痛俱在，而其病机关键在于气血虚弱，故老师运用补阳还五汤益气活血通络，后加健运脾胃之药以益气血生化之源，扶助正气，则病自愈。

（六）耳鸣病

患者女，40岁。耳鸣3月。患者自述于3月前感冒后出现耳鸣，专科检查未见异常，曾自服清热解毒、补益肝肾之剂调治无效。诊见：耳鸣，声如蝉鸣，右耳为甚，平素容易生气，食纳可，夜寐差，大小便正常。舌淡暗，边有瘀点，苔薄白，脉沉弦略涩。中医诊断：耳鸣病。证属：脾肾亏虚，经络阻滞。治宜益气活血，化瘀通经，补养肝肾。方用补阳还五汤加减，处方：黄芪30g，当归10g，赤芍10g，川芎10g，桃仁10g，红花10g，白芥子10g，王不留行10g，丹皮10g，女贞子30g，山萸肉30g。7剂，一日1剂，水煎分服。二诊时患者自述耳鸣明显缓解，鸣声减弱，夜寐安，舌脉同前，遂以本方继续加减调服1月余以巩固疗效。

【按】 肾开窍于耳，故耳鸣首当责之于肾，如《灵枢·海论》"髓海不足，则脑转耳鸣"。而该患者因感冒引起，且鸣声如蝉，清热解毒亦为可用。但患者服之均疗效甚微，一则因纯用清热解毒，不仅不能达邪于外，且苦寒伤及阴血，气无以生，气损不能化生津血，津亏血少，脉道不畅，二则补益肝肾，因有余邪留滞，故疗效甚微。老师认为，本病与脾胃功能失调密切相关，如《灵枢·海论》："上气不足，……耳为之苦鸣。"《灵枢·口问》："耳者，宗脉之所聚也，故胃中空则宗脉虚，虚则下溜，脉有所竭者，故耳鸣。"均指出脾胃虚弱、气血生化不足、耳失所养可导致耳鸣。故在治疗时应脾肾同调，但早期不可过用补益之剂，更应重视通经活血之法，如老师喜用白芥子、王不留行治疗耳鸣以通经活血，待邪去再继以调补脾肾之剂。

（七）脱发病

患者男，45岁。患者自述从2009年2月开始脱发明显，曾服用六味地黄丸、七宝美髯丸等药，收效甚微，患者为此而焦虑烦躁。诊见：面色暗黄，头发稀疏，散在斑片状脱发，精神欠佳，食纳可，夜寐欠佳，大小便正常。舌淡暗，体胖，苔少，脉沉细。中医诊断：脱发病。证属：脾肾气虚。治宜补养肝肾，益气活血。方用补阳还五汤加减，处方：黄芪30g，当归10g，赤芍10g，川芎10g，桃仁10g，红花10g，旱莲草15g，女贞子15g，桑椹10g，制何首乌30g，仙鹤草30g。7剂，一日1剂，水煎分服。二诊：患者自述药后精神好转，夜寐好转，患者病程日久，且本病难获速效，故以此方继续加减调服1月余。后以补益肝肾，健脾助运之剂为主调服3月有余，随访病已痊愈。

【按】 中医治疗脱发的方法多种多样，疗效显著，如发为血之余，肾其华在发，肺主皮毛，故脱发与五脏功能失调均有关，而本案患者因脾肾气虚，推动无力，气虚血瘀。发为血之余，发无血以养而枯萎脱落，这就形成了脱发，正如《医林改错·通窍活血汤·头发脱落》曰："伤寒、瘟病后头发脱落，各医书皆言伤血，不知皮里肉外血瘀，阻塞血路，新血不能养发，故发脱落"。补阳还五汤用于瘀血脱发，通过益气活血，扶正祛瘀，使血流通畅，营养运行能直达病所，毛发得濡养而还生。本案患者先以益气活血化瘀为主，兼以补益脾肾，使气血运行通畅，后以健脾益肾之品补养先后天之本，一则使道路通畅，二则使气血有源，则新发自生。

二、体会

气主煦之，血主濡之，气赖血以养，血靠气以行。唐容川曰："运血者，即是气，守气者，即是血。"气之与血，互相依存，互相为用，和则俱和，病则俱病。

《内经》曰："形不足者，补之以气。"补阳还五汤是在阳气衰微，失其大半的基础上立法的。方中重用黄芪，其味甘性平，入肺脾二经，补一身之气，扶固卫之阳。原方中该药用量为120g，为主药，而其他六味药的总量为22.5g，不足黄芪量的1/5，可见本方意在补气，以治其本，亦即方名首冠"补阳"二字之用意所在。轻用当归、赤芍、桃仁、红花、地龙、川芎，取其养血活血，通脉行滞之用。方中又以地龙通络，使气帅血行。一方七味，一味气药，六味血药，剂量轻重悬殊，用意精微绝妙，补气先，活血次，使元气所亏之五成得以濡养调达，从而达到气旺血行的目的，故曰"还五"，统之名曰补阳还五汤。因其可补一身之气，又可养血活血，故用以治疗气虚血瘀而致的多种病症，均获良效。

临证用药量要掌握气重血轻的特点，分清主次，固本扶正，标本兼治，则方能合拍。

第十一章　复元活血汤的临床应用

复元活血汤为李东垣所创,载于《医学发明·中风同堕坠论》卷三:"治从高坠下,恶血留于胁下,疼痛不可忍者。"张秉成曰:"夫跌打损伤一证,必有瘀血积于两胁间,以肝为藏血之脏,其经行于两胁,故无论何经之伤,治法皆不离于肝。且跌仆一证,其痛者在腰胁间,尤为明证。故此方以柴胡之专入肝胆者,宣其气道,行其郁结。而以酒浸大黄,使其性不致直下,随柴胡之出表入里,以成搜剔之功。当归能行血中之气,使血各归其经。甲片可逐络中之瘀,使血各从其散。血瘀之处,必有伏阳,故以花粉清之。痛盛之时,气脉必急,故以甘草缓之。桃仁之破瘀,红花之活血。去者去,生者生,痛自舒而元自复矣。"

老师应用此方时不管是否有外伤史,只要胸胁部疼痛不可忍皆可应用。

一、验案举隅

(一)悬饮——水停胸下,瘀血阻络证

患者男,32岁。右侧胁肋下剧烈疼痛1周。患者既往患肺结核,已治愈。1周前因外感引起咳嗽、咳痰、右胁痛,夜不得卧,就诊于某医院,查胸片示:右侧胸腔积液(大量)。胸部B超示:右侧胸腔可探及范围约113mm×11mm的不规则游离性液性暗区,透声差,内可见分隔。诊断为结核性胸膜炎,给予抗结核药治疗后,右胁痛、咳嗽未见明显缓解,因患者对胸腔穿刺心存恐惧,拒绝穿刺抽液,故请老师会诊。诊见:痛苦面容,额头汗出,右侧胁肋下疼痛拒按,呼吸急促。舌红,有瘀点,苔薄白,脉细数、关略滑。西医诊断:结核性胸膜炎。中医诊断:悬饮。证属水停胸下,瘀血阻络。治宜活血利水,祛瘀止痛。予复原活血汤原方加细辛,处方:酒大黄15g,天花粉15g,川芎15g,柴胡15g,郁金20g,当归10g,桃仁10g,红花10g,细辛10g,炙甘草10g,穿山甲①10g。5剂,一日1剂,水煎分服。复诊时患者诉服药1剂后,痛去八成,

①穿山甲现已禁用

夜间安寐，5剂后胁痛完全消失，不觉右侧胸胁坠胀感，复查胸片提示：肋膈角锐利，胸部B超提示未见明显异常。随访至今，病无复发。

【按】 老师在治疗此案时抓住右侧胁肋下剧烈疼痛，痛不可忍为辨证要点。方中以酒大黄、当归、川芎、桃仁、红花活血祛瘀，柴胡行气止痛，穿山甲破瘀通络，天花粉消瘀散结，重用细辛以助温阳化气、行气止痛之功。诸药合用活血通络，行气止痛，痛止而饮亦消。

(二)悬饮——肝郁水停，气滞血瘀证

患者女，39岁。左侧胁肋疼痛半月，伴盗汗，呼吸困难。就诊时自带外院胸片提示：左侧大量胸腔积液。遂收入院，检查血、尿常规正常，血沉：30ml/h(参考值：0～20ml/h)。西医诊断：胸腔积液，予消炎、抗结核、胸腔穿刺置管引流、胸腔内注射尿激酶10万单位等治疗后仍有部分积液引流不畅。复查胸部B超提示：左侧胸腔可探及范围约53mm×49mm的不规则液性区，内透声好。因西医治疗效果不理想，求治于老师中医辨证治疗。诊见：左胁肋部疼痛拒按，咳唾引痛，肋间胀满。舌质暗，苔薄白，脉弦涩。西医诊断：胸腔积液。中医诊断：悬饮。证属肝郁水停，气滞血瘀。治宜疏肝理气，活血祛瘀止痛。方用复元活血汤加味，处方：酒大黄15g，天花粉15g，川芎15g，柴胡15g，郁金15g，当归10g，桃仁10g，红花10g，炙甘草10g，穿山甲10g。一日1剂，水煎分服，间歇服用10剂。二诊：胸片提示：双肺纹理略粗，双侧肋膈角锐利；胸部B超提示双胸腔内未见明显异常，肺功能完全恢复正常。随访半年未复发。

【按】 复元活血汤具有活血化瘀、行气止痛的功效。原方自古以来被誉为"跌打损伤第一方"。以柴胡、郁金入肝胆经，宣气道，行郁结，且引诸药入肝经；酒大黄随柴胡出入表里，以搜剔肝经瘀血；当归、川芎活血和血，行血中之气，散瘀止痛；穿山甲长于走窜经络，行血散瘀；桃仁、红花活血化瘀止痛，天花粉清郁热，甘草缓急止痛，以上共奏活血化瘀利水、疏肝行气止痛的功效。

二、体会

《内经》云："肝足厥阴之脉，起于大趾丛毛之际，上循足跗上廉……上贯膈，布胁肋，循喉咙之后，上入颃颡，连目系，上出额，与督脉会于巅，其支者，从目系下颊里，环唇内，其支者，复从肝，别贯膈，上注肺。"老师根据足厥阴肝经走向另辟蹊径用该方治疗悬饮，抓其主症：一侧胸胁痛不可忍，状如高处坠下恶血留于胁下，临证时重在以悬饮特有的部位和感觉为特点，以"水流在胁下，咳唾引痛"为辨证论治关键，以循证医学思维紧抓该方"恶血留于胁下，疼痛不可忍者"为治疗要点，灵活应用《金匮要略》中提出的"水病及血""先病血，后病水，血和水自利；先病水，后病血，水利血自和"理论做指导，取得很好的临床治疗效果。治疗后胸胁部疼痛消失快，且无胸膜增厚、粘连、疼痛等后遗症，呼吸功能完全恢复正常。

第十二章 温胆汤的临床应用

余震曰："夫人身本无所谓痰，痰因病而生耳。惟治其所以生痰之病，则痰自除，至方书所载有风痰、寒痰、火痰、湿痰、燥痰、清痰、老痰、味痰、酒痰、郁痰、顽痰、惊痰、虚痰种种名色……以种种杂病法治，但治其痰则病自去。盖标而本之，本而标之，总在医家之变通也。"

温胆汤出自陈无择《三因极一病症方论》，由茯苓、半夏、陈皮、枳实、竹茹、甘草、生姜、大枣组成，用于治疗胆胃不和、痰热内扰所致诸症。张秉成曰："夫人之六腑，皆泻而不藏，惟胆为清净之府，无出无入，寄附于肝，又与肝相为表里。肝藏魂，夜卧则魂归于肝，胆有邪，岂有不波及于肝哉? 且胆为甲木，其象应春，今胆虚即不能遂其生长发陈之令，于是土得木而达者，因木郁而不达矣。土不达则痰涎易生，痰为百病之母，所虚之处，即受邪之处，故有惊悸之状。此方纯以二陈、竹茹、枳实、生姜和胃豁痰、破气开郁之品，内中并无温胆之药，而以温胆名方者，亦以胆为甲木，常欲其得春气温和之意耳。"老师治疗疑难杂症多从痰湿论治，善用温胆汤治疗痰邪所致难症怪症，疗效显著。

一、验案举隅

(一)不寐—— 胆胃不和,痰热内扰证

患者女，55岁。失眠3年余，伴心烦易怒。患者自述年轻时长期工作紧张，精神压力大，时处于焦虑不安状态，渐出现睡眠障碍，曾用中西药、针灸、高压氧等治疗，均无明显效果，故慕名前来老师处求治。诊见：寐差，诉轻则多梦、易醒，心悸不安，重则辗转反侧，彻夜难眠，伴口干、口臭、便干，5～6天1行，头昏热闷胀，情绪焦虑。舌淡，苔厚腻，脉滑数。西医诊断：焦虑症。中医诊断：不寐。证属：胆胃不和，痰热内扰。治宜清胆和胃，健脾化湿。方用温胆汤加减，处方：竹茹15g，枳壳15g，石菖蒲15g，麦芽15g，法半夏10g，陈皮10g，茯苓10g，远志10g，佛手10g，炙甘草5g。7剂，一日1剂，水煎分服。二诊：药后睡眠有所改善，心烦减轻，大便2～3天1

行，仍有口干口臭，苔腻，头身闷热。守上方加厚朴10g、苍术10g、栀子5g，以加强健脾燥湿、清热化痰之功。7剂，一日1剂，水煎分服。三诊：药毕睡眠明显改善，余症亦明显缓解，心情愉悦。守方加减以调和肝脾，舒木补土，巩固治疗。

【按】 本案患者长期紧张焦虑，肝气郁滞，脾土被克，运化失司，而生痰浊，痰浊日久不除，与热相结扰动心神，故见失眠多梦；痰热犯胃，浊气上逆，故见口干口臭。治宜清胆和胃，健脾化湿，使胆腑得以宁谧，痰气得以下降，邪热得以清解，祛邪以养正，使药到而病除。

（二）抽动症——胆胃不和，痰热内扰证

患儿男，5岁。家长代诉：患儿不自主面部肌肉抽搐及躯体抽动3月余，夜间易惊及哭闹，烦躁易怒，痰多，睡中鼾声重。且平素喜食肥甘厚味及冰镇饮料，常暴饮暴食。曾在多家大医院诊查，均未见异常，未予明确诊断，慕名前来老师处就诊。诊见：患儿面部表情怪异，嘴角及颈肩部不定时抽动，体胖。舌淡，苔黄厚腻，脉滑。西医诊断：抽搐原因待查。中医诊断：抽动症。证属：胆胃不和，痰热内扰。治宜健胃和中，清热化痰。方用温胆汤加减，处方：竹茹、枳壳、法半夏、陈皮、茯苓、五味子、山茱萸、甘草各5g，石菖蒲、麦芽各10g，生龙骨、生牡蛎各15g，生姜3片。7剂，一日1剂，水煎分服。二诊：药后诸症均缓解，家长诉偶有面颈部的抽动，但较前明显减少。舌淡，苔黄微腻。守上方减生姜，继服7剂。三诊：患儿抽动症状基本消失，睡眠改善，时有口角流涎。守上方枳壳加至10g，加桂枝、葛根、白芍各5g，继服7剂。后因外感再次就诊，诉抽动证完全消失，未再复发。

【按】 清·沈金鳌曰："《内经》论痰饮，皆因湿土，以故人自初生，以至临死，皆有痰，皆生于脾，聚于胃，以人身非痰不能滋润也。而其为物则流动不测，故其为害，上至巅顶，下至涌泉，随气升降，周身内外皆到，五脏六腑俱有。试罕譬之，正如云雾之在天壤，无根底，无归宿，来去无端，聚散靡定，火动则生，气滞则盛，风鼓则涌，变怪百端，故痰为诸病之源，怪病皆由痰成也。"老师认为，该患儿喜食肥甘厚味及冰镇饮料，且常暴饮暴食，伤及脾胃，痰湿内生，郁而化热，热扰脏腑，怪病俱生。故治以健胃和中，清热化痰，则怪病自去。

（三）汗证——痰热内扰证

患者女，35岁。手足心热、多汗时作，伴心悸心烦，纳呆，反胃，寐差，排便不爽。舌淡，苔白腻，脉滑数。西医诊断：植物神经功能紊乱。中医诊断：汗证。证属：痰热内扰。治宜清热化痰。方用温胆汤加减，处方：枳壳30g，仙鹤草30g，竹茹10g，半夏10g，陈皮10g，茯苓10g，远志10g，甘草10g，石菖蒲15g，麦芽15g，生龙骨15g，生牡蛎15g。7剂，一日1剂，水煎分服。二诊：自诉汗出、心悸、心烦等症明显缓解，食纳有所改善，手足心热感亦较前减轻，但感乏力，多梦，大便稀、不成形。舌淡，苔白微腻，脉滑数。守上方枳壳减为10g，加黄芪15g、薏苡仁30g，继服7剂。三诊：诉除略感乏力外，余症已基本消失，纳食、睡眠正常，大便成形。守上方黄芪加至30g，继服7剂善后。

【按】《内经》论痰饮，皆生于脾，聚于胃。《医学正传》曰："热郁而成痰，痰郁而成癖，血郁而成癥，食郁而成痞满。"本案例手足汗出，为液自胃腑旁达于外，有热聚胃腑，郁而成痰，逼而出之者，此阳明病，胃热也。故老师认为，痰之关键仍在脾胃，脾胃自健则病无从生，调理脾胃为治病之根本。老师先用温胆汤以清热调胃和中，后续健脾和胃益气，则症自愈。

（四）郁证——痰热上扰证

患者男，31岁。周身困乏不适，精神恍惚，头昏热，时幻听幻视，寐差，恶心，便干。舌淡，苔黄腻，脉滑数。西医诊断：抑郁症。中医诊断：郁证。证属：痰热上扰。治宜健脾化痰，清热和中。方用温胆汤加减，处方：枳壳10g，竹茹10g，法半夏10g，陈皮10g，远志10g，甘草10g，茯苓15g、石菖蒲15g，麦芽15g，生龙骨30g，生牡蛎30g，仙鹤草30g。7剂，一日1剂，水煎分服。二诊：诉头昏热略缓解，余症同前。守上方加佩兰15g、细辛10g，继服7剂。三诊：诉除仍时有幻听幻视症状外，余症均明显缓解。守上方石菖蒲加至30g，加胆南星10g，继服7剂。四诊：诸症已基本消失，唯感乏力，加黄芪以扶正固本。

【按】本例患者痰浊内阻，上蒙清窍，湿热相合，阻滞中焦，且"湿得热越横，热得湿越炽"。老师明辨病机，运用温胆汤，以健脾化痰为主，清热和中为辅，共奏开窍醒神之功，则诸症自除。老师认为，怪症、难症无从着手时，可从脾胃考虑，调理脾胃为治痰之大法。

二、体会

罗谦甫曰:"胆为中正之官,清静之府,喜宁谧,恶烦扰,喜柔和,恶壅郁。盖东方木德,少阳温和之气也。若病后,或久病而宿有痰饮未消,胸膈之余热未尽,必致伤少阳之和气,以故虚烦惊悸者,中正之官以熇蒸而不宁也。热呕吐苦者,清静之府,以郁炙而不谧也。痰气上逆者,木家夹热而上升也。方以二陈治一切痰饮,加竹茹以清热,加生姜以止呕,加枳实以破逆,相济相须,虽不治胆而胆自和,盖所谓胆之痰热去故也。命名温者,乃谓温和之温,非谓温凉之温也。若谓胆家真畏寒而怯而温之,不但方中无温胆之品,且更有凉胃之药也"。老师在临证过程中勤于思考,善于总结,提倡尊其法而不泥其方,遣其方而不拘其药,用其药而不拘其量,灵机圆活,合理变通。

第十三章　细辛的临床应用

细辛，《神农本草经》谓主"百节拘挛，风湿痹痛，死肌"。《本草正义》谓："细辛，芳香最烈，故善开结气，宣泄郁滞，而能上达巅顶，通利耳目，旁达百骸，无微不至，内之宣络脉而疏通百节，外之行孔窍而直透肌肤。"因其香散温通，气盛味烈，善祛脏腑、经络之风寒，故历来均视为治痹之要药。老师承家传之经验，并结合自己60余年的临床实践，对细辛的应用有独到的认识，他指出：细辛临床应用时，世俗习用小量，素有"细辛不过钱"之说，但《本草别说》曰"细辛，若单用为末，不可过半钱匕，多用即气闷塞，不通者死"并没有指出入汤剂的量，仲景在《伤寒论》中用细辛六方，入汤剂最大剂量三两，最小剂量一两，大致合近代剂量3～9g，远超过"细辛不过钱"之说。

老师对细辛药性、毒性的认识，适应病症及用法用量有独到见解，临床应用时不囿于常规，灵活运用细辛治疗胃脘痛、口疮、痹证等多种病症，每获良效。现将老师应用经验撰写于下，以供同道探讨。

一、细辛特性

(一)细辛药性

细辛为马兜铃科植物北细辛、汉城细辛或华细辛的干燥全草。前两种习称"辽细辛"。辽细辛(《本草原始》)，又名万病草、细参、烟袋锅花、东北细辛。华细辛，又名西细辛(《本草原始》)、白细辛。其首载于《神农本草经》，被列为上品，载"细辛，气味辛、温，无毒。主咳逆上气，头痛脑动，百节拘挛，风湿痹痛，死肌"。《长沙药解》："细辛，敛降冲逆而止咳，驱寒湿而荡浊，最清气道，兼通水源，温燥开通，利肺胃之壅阻，驱水饮而逐湿寒，润大肠而行小便，善降冲逆，专止咳嗽。"《名医别录》："温中下气，破痰，利水道，开胸中，除喉痹，癫疾，下乳结，汗不出，血不行，安五脏，益肝胆，通精气。"《药性论》："治咳逆上气，恶风，风头。手足拘急，安五脏六腑，添胆气，去皮风湿痒，能止眼风泪下，明目，开胸中滞，除齿痛，主血闭、妇人血沥腰痛。"《本草汇言》："细辛，佐姜、桂能驱脏腑之寒，佐附子能散诸疾之冷，佐独活能除少阴头痛，佐荆、防能散诸经之风，佐芩、连、菊、薄，又能治风火齿痛而散解诸郁热最验也。"《药品化义》："细辛，若寒邪入里，而在阴经者，以此从内托出。佐九味羌活汤，发散寒邪快捷，因其气味辛香，故能上升。入芎辛汤，疗目痛后羞明畏日，隐涩难开。合通窍汤，散肺气而通鼻窍。佐清胃汤，祛胃热而止牙疼。此热药入寒剂，盖取反以佐之之义也。"

（二）细辛毒性

细辛首见于《神农本草经》，被列为上品，载"细辛，气味辛、温，无毒"。《本草纲目》与《名医别录》均言细辛辛温无毒。近年细辛药理实验证实，该药对动物有解热、镇痛作用，其所含挥发油有毒性，对动物心肌平滑肌有直接的抑制作用，细辛煎剂对小白鼠灌胃半数致死量为12.37g/kg。王智华报道，细辛的有毒成分为黄樟醚，有很强的挥发性，煎煮10分钟留存1/4，煎煮20分钟留存1/12，煎煮30分钟留存仅1/50，按照一般中药煎煮方法，药汁中黄樟醚残留量极微，已不足以引起中毒。而细辛有效成分甲基丁香酚的挥发性较低，煎煮30分钟，含量虽减，仍有治疗作用。老师认为虽然《神农本草经》《本草纲目》《名医别录》等均言细辛无毒，但现代药理研究表明细辛有毒成分为黄樟醚，挥发性较强，考虑在细辛煎煮过程中，由于其所含挥发油的散逸而降低或消除了毒副作用，故临床运用时可根据病情需要辨证使用，不必束于常规。

（三）细辛用量

宋代以前，细辛用量是没有限制的，"不过钱"之说最早源于宋代陈承的《本草别说》："若单用末，不可过半钱匕，多用即气闷塞，不通者死。"并没有指出细辛入汤剂的用量。明代李时珍《本草纲目》转述陈说："（承曰）细辛非华阴者不得为真，若单用末，不可过一钱，多则气闷塞不通者死。"自此以后本草学均沿袭其说，现代《中药学》乃至药典仍规定细辛用量为1～3g。细辛在《伤寒论》中凡见5方，在《金匮要略》中共见14方，涉及汤剂、丸剂和散剂三种剂型。其中汤剂16方，丸剂2方，散剂1方。入汤剂最大剂量三两，最小剂量一两，大致合近代剂量3～9g，远超过"细辛不过钱"之说。近代亦不乏使用大剂量者，如国医大师郭诚杰教授用20g、盛国荣教授用15g等，由此老师指出，在临床应用细辛时，需根据患者病情辨证使用，随证加减，不必囿于"细辛不过钱"之说，但重用细辛时须嘱患者久煎，细辛入散剂吞服时当慎用，最大剂量不宜超过3g，以防中毒。

老师认为细辛辛散温通，气盛味烈，善祛脏腑、经络之风寒，为治痹要药，功善止痛，同时可以治疗因风、寒、湿引起的消化系统、呼吸系统等疾病，又能取其反佐之义，佐于寒剂，祛热而止牙疼等。举案如下：

二、验案举隅

（一）胃脘痛——脾胃虚寒证

患者女，46岁。患者胃脘冷痛半年，受凉加重，伴泛酸，腰部冷痛，纳可，大便干，2～3日1行。舌淡胖，苔微腻，咽红，扁桃体Ⅰ°肿大，脉沉细。中医诊断：胃脘痛。证属：脾胃虚寒，运化失调。治宜健脾助运，散寒止痛。方以香砂运脾汤加细辛、干姜，处方：香附15g，砂仁（后下）5g，党参15g，炒白术20g，茯苓15g，佛手15g，炒麦芽20g，石菖蒲15g，枳壳15g，细辛5g，干姜5g，炙甘草5g。7剂，一日1剂，水煎分服。二诊：服药后胃脘始有热感，疼痛减轻，大便仍不利。舌淡红，苔微腻。原方细辛加至10g、炒白术加至30g、炒麦芽加至30g。服药后患者症状消失，病愈。

【按】　胃脘痛多见于现代医学的各种胃炎、消化性溃疡、胃肠神经功能紊乱、胃癌等，其发病多与饮食、情志有关，此外尚有因寒、因热、因虚、因瘀而痛等。《素问》云："寒气客于肠胃之间，膜原之下，血不得散，小络急引故痛。"又如《证治汇补方》言："服寒药过多，致脾胃虚弱，胃脘作痛。"又如《医学正传》云："胃脘当心而痛……未有不由清痰食积郁于中，七情九气触于内所致焉。"本案患者病程日久，脾失健运，故用香砂运脾汤以健脾助运，恢复脾胃运化之功能，胃脘冷痛，受凉加重，风寒之邪表现明显，故佐以辛温芳香之细辛、干姜以温中散寒止痛、行郁结之气而取得良效。

（二）湿阻病——湿阻中焦证

患者男，36岁。患者头晕乏力半年，伴腰腹凉、困，手凉，纳可，夜寐差，大便不成形，3～4日1行。舌淡胖大，苔微腻，脉缓。中医诊断：湿阻病。证属：湿阻中焦。治宜温阳化饮，健脾利湿。方用苓桂术甘汤加味，处方：茯苓15g，桂枝10g，炒白术10g，炙甘草5g，枳壳10g，细辛5g，炒麦芽10g，生姜3片。7剂，一日1剂，水煎分服。二诊：服药后诸症改善，停药则反复，考虑湿邪缠绵，效不更方，原方桂枝加至15g、细辛加至10g，另加当归15g、川芎10g。后以此方调整月余，病愈。

【按】《素问·阴阳应象大论篇》云："地之湿气，感则害皮肉筋脉。"又《素问·生气通天论篇》曰:"因于湿,首如裹。"《长沙药解》:"细辛,敛降冲逆而止咳,驱寒湿而荡浊,最清气道,兼通水源,温燥开通,利肺胃之壅阻,驱水饮而逐湿寒,润大肠而行小便,善降冲逆,专止咳嗽。"湿邪为病,缠绵难愈,老师在临床中常在祛湿剂中佐以少量细辛,借其辛温芳香以助湿邪之化,提高了治湿阻病的临床疗效。

(三)口疮——肝郁脾虚证

患者女,51岁。患者口腔溃疡反复发作3月,伴口臭,纳可,大便可。舌淡,苔微腻。中医诊断:口疮。证属:肝郁脾虚。治宜疏肝健脾。方用逍遥散加减,处方:柴胡15g,当归15g,白芍15g,炒白术20g,茯苓10g,薄荷(后下)5g,香附15g,炒麦芽15g,细辛5g,炙甘草10g,生姜3片。7剂,一日1剂,水煎分服。二诊:诸症缓解,原方继服7剂,服药后口疮未再发作。

【按】 陶弘景云:"细辛可'温中下气,破痰,利水道,开胸中滞结,……含之去口臭'。"现代药理研究表明,细辛水煎液有表面麻醉作用,可止痛活血,促进溃疡面愈合。老师临床治疗口腔溃疡时常辨证配伍使用细辛,取得良效。

(四)痹病——寒湿痹阻证

患者男,19岁。患者有强直性脊柱炎病史1年,B-27阳性,超敏C反应蛋白:18.7mg/L,服柳氮黄嘧啶治疗,效果不明显。现症见右髋关节疼痛不适,手凉。舌质淡红,花剥苔。中医诊断:痹病。证属:寒湿痹阻。老师以自拟方治疗,处方:黄芪15g,桂枝10g,白芍10g,细辛5g,桑枝15g,秦艽10g,片姜黄15g,炙甘草10g。7剂,一日1剂,水煎分服。方中细辛量自5g起逐渐加大,最多用至15g,患者服用2月后,疼痛症状明显减轻。

【按】 细辛,《神农本草经》谓主"百节拘挛,风湿痹痛,死肌"。《本草正义》谓:"细辛,芳香最烈,故善开结气,宣泄郁滞,而能上达巅顶,通利耳目,旁达百骸,无微不至,内之宣络脉而疏通百节,外之行孔窍而直透肌肤。"老师认为细辛因其香散温通,气盛味烈,善祛脏腑、经络之风寒,故历来均视为治痹之要药。老师认为痹病为风、寒、湿之邪侵入人体日久而成,故在治疗时需运用大剂量细辛方可直达病所,祛脏腑、经络之风寒。

二、体会

老师认为细辛辛散温通,气盛味烈,善祛脏腑、经络之风寒,为治痹要药，功善止痛，同时可以治疗因风、寒、湿引起的消化系统、呼吸系统疾病，又能取其反佐之义，佐于寒剂，祛热而止牙疼等。如老师在治疗胃脘痛时，运用细辛配伍于自拟香砂运脾汤中，从5g开始，酌情加量，最多可用至20g，疗效显著；临床辨证为湿邪为患时，常于藿朴夏苓汤中佐以少量细辛，借其辛温芳香以助湿邪之化，缩短了湿病的病程；治疗胃热等引起的牙疼时，老师常于寒凉剂中反佐少量细辛，热药入寒剂，效果满意。老师运用大剂量细辛治疗痹病时，剂量均在15～40g，最大量曾达80g。少数人有轻微舌麻、咽干，但不影响继续治疗，多数人无明显不适或毒副反应，故对伴有明显疼痛的风寒湿痹患者，可采用大剂量的细辛而获效。临床应用细辛时不必拘泥于古医家的认识而墨守成规，即不必囿于"细辛不过钱"之说，而是根据患者病情辨证使用，随证加减。同时，老师也指出，在临床应用时，要严格把握细辛的适应证，不可随意大剂量使用，需重用细辛时须嘱患者久煎。细辛入散剂吞服时当慎用，最大剂量不宜超过3g，以免引起胸闷、恶心、呕吐等不良反应，防止中毒。

第十四章　咳嗽的治疗经验

咳嗽是内科最常见的病种之一，无论外感六淫、内伤七情或脏腑功能失调，均可伤及肺，使肺失宣肃而发病。老师认为：新咳易治，久咳难医。久咳之人，一看虚，二看湿。虚证当分气、阴之不同。对于肺脾气虚，久咳不止者，遵"损其肺者益其气"之经旨，治以培土生金法，常以补中益气汤加减；对于阴虚燥咳不止，偏肺胃阴虚者，以沙参麦冬汤为主；偏肺肾阴虚者，以六味地黄汤为主；若兼有外感风热而致咽喉肿痛、扁桃体肿大者则首选养阴清肺汤；偏肝肺阴虚、木火刑金者，以一贯煎、丹栀逍遥散为主，并酌加紫菀、枇杷叶、杏仁等宣肺止咳之品。举案如下：

一、肺脾气虚，营卫不和证

患儿女，3岁半。间断咳嗽半天。患儿家长代述患儿每因受凉、运动诱发咳嗽，咳甚时伴呕吐，咽红，纳少，便干。舌淡胖，苔薄白，脉沉细无力。中医诊断：咳嗽。证属：肺脾气虚，营卫不和。治宜补脾益气，调和营卫。方以补中益气汤化裁，处方：黄芪10g，党参10g，白术10g，当归5g，陈皮5g，凤眼草10g，紫菀10g，枇杷叶15g，蜂房10g，桂枝5g，白芍5g，甘草5g。7剂，一日1剂，水煎分服。二诊：服药后咳嗽明显改善，大便成形。继服7剂，咳嗽消失，大便调。

【按】幼儿"脾常不足"，加之"劳倦伤脾""劳则耗气"，脾气虚则运化不力，故纳少；脾属土，肺属金，母子相生，"脾气散精，上归于肺"，脾病及肺，肺气虚弱，失于清润，肺之宣发肃降功能失调，故出现咳嗽、气短。《难经》曰："损其肺者，益其气。"子虚者，补其母矣。方中黄芪益气固表，党参、白术、当归、炙甘草益气健脾，陈皮调理气机，桂枝、白芍调和营卫，紫菀、枇杷叶宣肺止咳，凤眼草、蜂房搜风剔络。

二、痰饮内停证

患者男，40岁。咳嗽1天。患者1天前出现咳嗽，伴背凉，范围如掌大，大便干。舌淡，苔滑，脉弦。中医诊断：咳嗽。证属：痰饮内停。治宜温阳化饮，健脾化痰。方以苓桂术甘汤加味，处方：茯苓 15g，桂枝 10g，白术 10g，甘草 10g，半夏 10g，陈皮 10g，蜂房 15g，枳壳 30g，肉苁蓉 30g，仙鹤草 15g。5 剂，一日 1 剂，水煎分服。二诊：服药 5 剂，咳嗽大减。上方加黑附片（先煎半小时）10g，继服 10 剂，咳嗽止，背凉除，大便调。

【按】 患者因外感寒湿或饮食不当，导致寒湿侵袭，困遏中阳，脾无以运化水湿，水津停滞，积而成饮，壅遏肺气，肺失宣降，发为咳嗽。《素问·咳论篇》曰："其寒饮食入胃，从肺脉上至于肺，则肺寒，肺寒则外内合邪，因而客之，则为肺咳。"《金匮要略》曰："病痰饮者，当以温药和之。"故以苓桂术甘汤加味温阳化饮，化痰止咳。方中半夏、陈皮健脾化痰，枳壳调气祛痰，蜂房搜风剔络，桂枝温阳化气，茯苓、白术健脾渗湿，肉苁蓉润肠通便，仙鹤草补益肝肾，甘草调和诸药。加黑附片以温肾补阳，阳盛则痰饮自消。

三、痰湿内阻证

患者男，45 岁。咳嗽、咯痰半月。患者于半月前出现咳嗽，咯白色痰，伴胸闷，恶心、呕吐，食少，体倦。舌淡，苔白腻，脉沉。中医诊断：咳嗽。证属：痰湿内阻。治宜燥湿健脾，化痰止咳。方用平陈汤加味，处方：苍术 15g，厚朴 10g，半夏 10g，陈皮 10g，茯苓 10g，石菖蒲 15g，麦芽 15g，山楂 10g，甘草 10g。7 剂，一日 1 剂，水煎分服。二诊：咳嗽偶作，食纳增。舌淡，苔白腻，脉沉。上方加附子 5g，继服 7 剂，前症尽除。

【按】 生理状态下，脾土为肺金之母，脾气健运，有助于水谷精微上承以养肺脏；病理状态时，母病及子，脾失健运，湿浊内生，阻碍气机升降，上渍于肺，则肺气不降，发为咳嗽。故治宜健脾燥湿，加强脾运化水湿的功能，水湿得运，肺内停聚之痰再生无源，肺气宣降正常，则诸症得解。方中苍术、半夏燥湿运脾，茯苓渗湿健脾，厚朴、陈皮行气以运脾，石菖蒲醒脾化痰，麦芽、山楂健脾，甘草调和诸药。加附子以补火燠土，痰湿得消，中焦气机升降恢复，肺气下降，咳嗽自止。

四、痰热壅肺证

患者男，50 岁。咳嗽、咯痰 3 天。患者 3 天前受凉后出现咳嗽、咯痰，初起为白色黏痰，自服止咳糖浆后，咳嗽未减轻，痰成黄色，不易咯出，口干。舌质淡红，苔黄腻，脉滑数。中医诊断：咳嗽。证属：痰热壅肺。治宜清热化痰，宣肺止咳。方以蒌贝二陈汤加味，处方：瓜蒌30g，浙贝母30g，半夏10g，陈皮10g，茯苓10g，生麦芽15g，紫菀10g，枇杷叶15g，黄芩10g，甘草10g。3剂，一日1剂，水煎分服。二诊：咳嗽减轻，咯黄黏痰，易咯出，无口干。舌淡红，苔黄腻，脉滑。上方加胆南星10g、枳实10g。继服7剂。三诊：咳嗽明显减轻，咯痰减少，痰色白中带黄。舌淡红，苔黄微腻。上方去胆南星、黄芩、紫菀、枇杷叶。继服7剂后愈。

【按】二陈汤是治痰的基础方，同四君子汤补气、四物汤补血为基础方一样。所谓二陈，是指半夏、陈皮要储存一年以上。因为二者性燥烈，只有久放之后，方可去其燥烈之性，才能行气祛痰而不伤正。二陈汤出自《太平惠民和剂局方》，主治湿痰咳嗽。李中梓曰："肥人多湿，湿挟热而生痰，火载气而逆上。半夏之辛，利二便而去湿。陈皮之辛，通三焦而理气。茯苓佐半夏，共成燥湿之功。甘草佐陈皮，同致调和之力。"

老师在临证之时常以二陈汤作为治疗痰湿的基础方。若见痰热咳嗽，常在二陈汤的基础上加大量瓜蒌、浙贝母，称之为蒌贝二陈汤，使温燥之剂变为清热之剂，而燥湿化痰之功不变；若见痰湿咳嗽偏于寒者，常在二陈汤的基础上加杏仁、苏子，称之为杏苏二陈汤。纵观本案，患者初起感寒而发，但误治之后，由寒变热，出现黄痰、黄腻苔、滑数脉，一派痰热壅肺之象，故治以清热化痰，宣肺止咳。方以蒌贝二陈汤加紫菀、枇杷叶、黄芩、生麦芽。其中瓜蒌、浙贝母、黄芩清泄肺热，二陈汤燥湿化痰，生麦芽健脾和胃，紫菀化痰止咳，枇杷叶清肺化痰、下气止咳。二诊咳嗽虽有减轻，但仍有黄痰、苔黄腻。此为肺热未清，湿热中阻，故加胆南星清化热痰，加枳实行气消痰、化湿除满，使中焦脾胃得健，脾无化湿生痰之虞。三诊诸症大减，去胆南星、黄芩、紫菀、枇杷叶，只以蒌贝二陈汤收功。

五、肺肾阴虚证

患者男，29岁。干咳少痰伴咽干、口干、早泄1年余。症见：干咳，咳声短促，痰少黏白，口干咽燥，手足心热，夜寐盗汗，伴早泄，大便干，2~3日1行。舌质红，舌体瘦，苔少花剥，脉细数。中医诊断：咳嗽。证属：肺肾阴虚。治宜养阴润肺，涩精止咳。方以沙参麦冬汤加减，处方：北沙参30g，玉竹15g，麦冬10g，山药30g，山萸肉30g，五味子15g，甘草5g，仙鹤草30g。7剂，一日1剂，水煎分服。二诊：药后咳嗽次数减少，痰少易咯，口干咽燥明显减轻，大便稍调，余同前。上方山药加至50g、山萸肉加至40g、五味子加至30g。继服7剂。三诊：药后咳嗽、口干咽燥、手足心热等症除，大便调，偶有盗汗，早泄稍有改善。舌淡红，苔薄白，脉和缓有力，余同前。上方加金樱子15g。继服7剂。四诊：药后盗汗除，早泄明显改显，守方继服7剂以固疗效。

【按】 咳嗽是临床常见病，《内经》对咳嗽的成因、症状、证候分类、证候转归及治疗等问题已做了较系统的论述，阐述了气候变化、六气影响及肺气失司可以致咳嗽，如《素问·宣明五气》说："五气所病……肺为咳。"《素问·咳论篇》更是一篇论述咳嗽的专篇，指出"五脏六腑皆令人咳，非独肺也"。说明咳嗽的病变脏腑不限于肺，凡脏腑功能失调影响及肺，皆可为咳嗽病症相关的病变脏腑。但是其他脏腑所致咳嗽皆须通过肺脏，肺为咳嗽的主脏。本案患者以干咳、咳声短促、痰少黏白、口干咽燥、舌红少苔、脉细数为主症，尚伴有盗汗、早泄等症状，故属肺肾阴虚之证。故在患者首诊时老师即以《温病条辨》之沙参麦冬汤化裁，加多味收敛固涩药治之。方中沙参、麦冬、玉竹清养肺胃、生津润燥止咳；山药、山萸肉、五味子、仙鹤草收敛固涩、止咳、止泻；甘草调和诸药。上药共奏养阴润肺，涩精止咳之效。一诊药后早泄无缓解，老师认为病重药轻，故加重山药、山萸肉、五味子的用量。三诊时加金樱子以加强收敛固涩止泄之效。老师辨证精当，用药切中病机，故收效甚捷。

六、木火刑金证

患者女，75岁。咳嗽伴低热1月。患者1个月前因感冒出现咳嗽，伴低热（未测体温），自服抗生素（具体不详）无效。症见：咳痰味咸、色白、量少，疲乏，伴烦躁。舌质红，苔薄白，脉弦数。中医诊断：咳嗽。证属：木火刑金。治宜清热养肝，宣肺止咳。方用丹栀逍遥散化裁，处方：牡丹皮10g，栀子5g，柴胡10g，当归10g，白芍10g，白术10g，茯苓10g，山茱萸10g，女贞子10g，杏仁10g，桔梗10g，炙甘草5g。7剂，一日1剂，水煎分服。二诊：服药7剂，咳嗽消失，烦躁减轻。上方去柴胡，加仙鹤草30g，继服7剂，前症尽去。

【按】 肝主疏泄、藏血，肺主气、司呼吸。肝肺升降相因，气血相依，经络相连。情志不遂，肝失疏泄，气机不畅，肝气郁结，疾病遂作。老师指出：肝为刚脏，非柔润不和；治肝必柔肝，柔肝先养肝。肝血得养，肝体得柔，则肝气自舒，木火自灭，刑金自断。方中柴胡疏肝，白术、茯苓、甘草健脾，当归、白芍养血柔肝，牡丹皮、栀子疏肝清热，山茱萸、女贞子养肝肾之阴，杏仁、桔梗复肺之宣肃。诸药合用，共奏养肝血、疏肝郁、清肝热之效。

第十五章 胃痞的治疗经验

胃痞属内伤杂症，是指以胃脘痞塞、满闷不舒、按之柔软不痛、外无胀急之形为特征的病变。常见于现代医学中的慢性胃炎、胃肠神经官能症、消化不良等疾病中。多伴有嗳气，食欲减退，食后饱胀，大便溏薄，口中干苦或乏味，甚则胃脘隐痛，灼热嘈杂。现就老师对胃痞的认识及治疗经验，浅述如下：

一、病因病机

脾胃同属中土，互为表里，喜燥恶湿，主运化转输，以升运为健，为气血生化之源。若脾土虚弱，健运失职，则水谷入胃不得化，痞满遂成，故古人言（脾虚）"脏寒生满病"。历代医家对本病的病因病机论述颇多，不但有助于中医的辨证施治，也为证候分型奠定了基础。《伤寒论·辨太阳病脉证并治》云："但满而不痛者，此为痞。""胃痞"又称"心下痞"。隋代巢元方在《诸病源候论·诸痞候》中指出："诸痞者，营卫不和，阴阳隔绝，脏腑痞塞而不宣，故谓之痞。""其病之候，但腹内气结胀满，闭塞不通。"张介宾《景岳全书·痞满》曰："痞者，痞塞不开之谓；满者，胀满不行之谓。盖满则近胀，而痞则不必胀也。所以痞满一证，大有疑辨，则在虚实二字，凡有邪有滞而痞者，实痞也；无物无滞而痞者，虚痞也。有胀有痛而满者，实满也；无胀无痛而满者，虚满也。"老师总结长期的诊疗经验认为，胃痞病位虽然在中焦脾胃，但与肝之疏泄密切相关，肝疏泄失司，气机不畅，脾胃升降失调，中焦痞塞不通，故发为痞满。其发病多涉及胃、肝、脾三脏，以脾虚为本，肝郁、胃气失降为标，辨证上多属虚实夹杂证候。

二、辨证论治

古代医家认为治疗痞症，临床首先应辨外感、内伤，邪之有无。如伤寒表邪未解，误下成痞，或感受外邪，乘虚入腑，留恋胸腹者必寒热与痞满兼见，或痞满继于寒热之后。而脾胃虚弱，痰饮内阻，升降失职者则为内伤。李中梓《证治汇补·痞满》说本病的治疗"初宜舒郁化痰降火，久之固中气佐以他药；

有痰治痰，有火清火，郁则兼化"。胃痞虽有虚实寒热之别，但在病变过程中因寒热虚实可相互转化，故可出现虚实相兼、寒热错杂等复杂证型。如《伤寒论》云："伤寒五六日，呕而发热，柴胡汤证具，而以他药下之……但满而不痛者，此为痞，柴胡汤不中与之，宜半夏泻心汤。"在治疗胃痞时，老师强调"补脾不如健脾，健脾不如运脾"，临证之时当"健脾先运脾，运脾必调气"，应该从动态的观念出发，以健脾助运、疏肝理气、调整脾胃气机升降为要。

老师在辨证论治的基础上结合辨病用药，疗效显著。临床常分为以下5型论治。①脾虚不运：脾以运为健，以运为补，健脾先运脾，运脾必调气，首选运脾汤补运同举，临证之时可酌加活血化瘀之丹参、莪术，清解郁热之连翘、黄芩等。②肝胃不和：以胀闷为主，甚则及胁者，以四逆散化裁，疼痛者用柴胡疏肝散加减。③痰湿滞中：以苔黄、厚腻为要点，常以柴平汤加减，热重者酌加黄芩、连翘、滑石等。④胃阴不足，肠燥津亏：以舌红少苔、脉细、便结为特点，常以沙参麦冬汤加减，若单用行气消胀之品则更伤阴津。⑤气虚血瘀：以胃脘胀闷作痛如针刺、舌质紫暗为要点，常以补阳还五汤治之。

三、验案举隅

(一)脾虚不运证

患者女，65岁。间断性胃脘部胀满30余年，加重1月。患者30年来进食稍多即感胃脘胀满，空腹自觉心慌，1月前患者进食不慎，胃胀加重，纳差，失眠，夜寐2～3小时，多梦，二便调。舌质淡，苔薄白，脉沉。胃镜示：慢性浅表性胃炎。中医诊断：胃痞。证属：脾虚不运。治宜健脾助运。方用运脾汤加味，处方：党参15g，白术15g，茯苓10g，佛手15g，枳壳10g，石菖蒲10g，麦芽15g，仙鹤草15g，甘草10g，黄芪15g，桂枝10g。7剂，水煎分服，一日1剂。二诊：胃胀缓解，有食欲，睡眠改善。舌质淡红，苔薄白，脉沉。上方党参加至20g。继服7剂，一日1剂，水煎分服。三诊：略感胃胀，食欲可，睡眠明显改善，可以睡5小时。舌淡胖，苔薄白，脉沉。效不更方，上方继服7剂。四诊：近1周未出现胃胀，食欲可，夜寐可。

【按】《脾胃论》云："胃中元气盛，则能食而不伤，过时而不饥。"此案患者多食即胃胀，空腹即心慌，胃气虚也，胃中元气不足，不能消磨水谷，故多食胃胀，空腹气血不足，血不养心，则心慌。胃腑受损，失于和降，影响脾的传输功能，脾胃受损，升降失司，胃脘胀满日久不愈，"胃不和，则卧不安"。胃脘胀满加重，夜不能寐，治当健脾助运，调气和胃。方用运脾汤加味，方中诸药合用，既补气以助运，更调气以健运，使痰湿无由以生，脾胃无由阻滞，则脾运复健，升降如常，诸症自除。运脾汤是老师数十年临床经验之精华，为其运脾思想的具体体现，老师认为脾胃病的病机关键为脾虚不运、气机不和、升降失常。倡导以"健脾先运脾，运脾必调气"为临床主导思想，强调调理脾胃在临床上的重要性，创立运脾汤一方补运同举，治疗脾虚失运证疗效显著，而且在此基础上形成的运脾思想对临床具有重要的指导意义。

(二)肝脾不和证

患者女，58 岁。胃胀 1 月。患者于 1 月前生气后出现胃脘胀满，餐后尤甚，欲嗝不出，矢气少，口苦，心烦，夜寐 3～5 小时。舌淡胖，有齿痕，苔微腻，脉弦。查胃镜示：萎缩性胃炎。中医诊断：胃痞。证属：肝脾不和。治宜疏肝解郁，健脾和胃。方用丹栀逍遥丸化裁，处方：牡丹皮 10g，栀子 5g，柴胡 15g，当归 15g，白芍 10g，白术 20g，茯苓 10g，枳壳 20g，麦芽 15g，山楂 10g，肉苁蓉 15g，甘草 5g。7 剂，一日 1 剂，水煎分服。二诊：胃脘胀满缓解，大便一日 1 次，夜寐差，心烦。上方加生姜 3 片、薄荷 5g。7 剂，一日 1 剂，水煎分服。三诊：胃脘部偶有胀满，大便调，夜寐 6～7 小时，无心烦。舌质淡，苔薄白，脉沉。上方去牡丹皮、栀子，继服 7 剂。

【按】 本案中其病本为肝郁化热，郁热犯胃，其标是肝病传脾，影响脾之运化，故患者表现为胃胀，口苦，舌淡胖，苔微腻。治病求于本，故老师以丹栀逍遥散化裁治之。临证之时如果不详加辨证，往往会舍本从标，从脾胃入手治疗，可能会解决一时的问题，但病本不除，病必复发。所以老师从肝郁犯胃、肝胃不和入手，以丹栀逍遥散化裁疏肝解郁、清热除烦、健脾和胃以治其本。二诊老师加生姜、薄荷恢复逍遥散原方，二药在逍遥散中起发散作用，取"肝欲散，急食辛以散之"之意，肝之疏泄正常，则郁滞自除。三诊因患者无郁热之象，痞满亦除，故去牡丹皮、栀子，恐其苦寒败胃。

(三)痰湿中阻证

患者男，42 岁。胃脘部胀满伴烧灼感 1 年余。患者 1 年前去外地出差，进餐不规律，且进食辛辣过多，引起胃脘胀满伴烧灼感，未予重视，后稍进食不慎即胃脘胀满、烧灼加重，伴泛酸，平素晨起痰多，纳差，矢气多，大便黏滞。舌质淡，苔薄白，脉沉。中医诊断：胃痞。证属：痰湿中阻。治宜健脾化痰，消胀除满。方予二陈汤化裁，处方：半夏10g，陈皮10g，茯苓10g，白术15g，浙贝母15g，连翘10g，甘草10g，枳壳30g。7剂，一日1剂，水煎分服。二诊：胃脘胀满、烧灼感均明显缓解，大便调。上方去连翘，加小茴香10g、厚朴10g。继服7剂。

【按】《证治汇补》云："大抵心下痞闷，必是脾胃受亏，浊气挟痰，不能运化为患。"患者为痰湿素盛之体，痰浊中阻，气机升降失常，则生胀满；过食辛辣，酿生湿热或湿从热化，均可见胃脘烧灼；气火上逆，则泛酸。治病求于本，老师以二陈汤健脾化痰，以绝生痰之源；用连翘取保和汤中之意，清热而散结；浙贝母苦寒，降痰气，开郁结，消胀满；枳壳行气消胀。诸药合用，脾健痰除，气机调畅，胀满自愈。

（四）胃阴不足证

患者女，40岁。患者胃脘胀满1年。患者素喜辛辣，近1年来胃脘胀满，时作隐痛，口舌干燥，疲乏无力，日渐消瘦，大便干。舌质红，脉沉细。中医诊断：胃痞。证属：胃阴不足。治宜养阴益胃。方用沙参麦冬汤化裁，处方：北沙参30g，麦冬10g，玉竹15g，连翘15g，天花粉10g，白芍15g，生地15g，山楂10g，枳壳30g，肉苁蓉30g，甘草6g。7剂，一日1剂，水煎分服。服药后，自感胃中适，胀满减，纳谷增，大便畅。效不更方，原方继服1月余，病情明显减轻，体力恢复，体重增加。

【按】本案患者因过食辛辣燥热之品，耗伤阴液，胃阴不足，虚热内生，则胃脘胀满不适；胃阴亏虚，上不能滋润口舌，则口舌干燥；下不能濡润大肠，故大便干。治当养胃阴、行胃气，方中以北沙参、麦冬、玉竹养胃阴；连翘、天花粉清胃热；白芍、生地养阴而清热；山楂既可以酸甘化阴，又可加强行气健胃之力；枳壳行气和胃；肉苁蓉润肠通便；诸药合用胃阴得养，胃气则行，胀满即除。

（五）气虚血瘀证

患者男，35岁。患者胃脘胀满伴刺痛1年余。曾在当地诊治效果不著，来兰诊治，经胃镜检查为萎缩性胃炎。症见：患者面色晦暗，胃脘痞满，时作刺痛，痛处固定，纳谷欠佳。舌质暗，舌体胖，苔薄白，脉沉涩。中医诊断：胃痞。证属：气虚血瘀。治当益气活血。方用补阳还五汤加减，处方：黄芪30g，当归6g，赤芍6g，川芎6g，桃仁6g，红花6g，香附6g，麦芽6g，枳壳15g，甘草6g，莪术15g，蒲公英15g。7剂，一日1剂，水煎分服。服药后诸症有所减轻，继服3月后诸症已除，唯舌质仍暗，再以香砂六君辈调之。患者服药15剂后，舌质转淡，脉沉。此乃瘀血已消，气虚依然，脾虚不运之故，再以运脾汤调之，服药月余，诸症悉除。

【按】"气为血之帅"，瘀血停滞有因气滞而致者，亦有因气虚而致者，气滞者当行而使之通，气虚者当补而使之通，通则不痛、通则不胀。本案患者胃脘胀满伴刺痛，以胀为主当诊断为胃痞，面色晦暗、舌质暗，为血瘀之象，但舌体胖、脉沉涩，当辨为气虚血瘀，治当益气活血，方以补阳还五汤化裁，方中重用黄芪以补气，轻用当归、赤芍、川芎、桃仁、红花以祛瘀，佐枳壳补中有行，诸药合用气行而血行，胀痛则除。

四、体会

胃痞有虚实之分，实痞多由表邪入里，留连心下；肝失条达，气机郁结；饮食不节，或食积停滞，或痰湿阻滞，使气机升降失常，则成痞满。虚痞多由素体虚弱，脾失健运，气机不畅，而成痞满。对于虚痞的治疗，老师独具匠心，"遵'脾以升为健，胃以降为和'之旨，谓虚痞者，脾气不运也，脾气不运，必兼夹滞，或痰积，或食积，或湿滞，或气郁等。然脾虚为本，兼夹次之，治宜健脾益气为主，随其所兼，分而消之。"对于实痞的治疗，老师主张祛邪不忘扶正，攻伐之药中病即止。不论虚痞、实痞都为脾胃气机升降失常，故老师治疗该病时，往往在辨证论治的基础上加香附、砂仁、白术、枳壳等理气药，以促进气机调畅，减缓痞满不适感，使中焦气机畅达，对于胃痞有很好的临床疗效。老师在治疗胃痞时用药灵活，随症加减，善用对药，疗效颇著。若见胃脘胀闷、攻撑胸胁，加用香附、砂仁疏肝理气；若见纳食减少、不思饮食，加用炒麦芽、炒山楂健脾和胃、消食化积；若见大便溏泄，酌加炒山药、炒薏苡仁、茯苓、白术以健脾渗湿；若见烧心、吐酸，加用浙贝母、连翘和胃制酸；若兼见失眠、多梦，老师则强调"胃不和则卧不安"，酌加生龙骨、生牡蛎以宁心安神。临证之时老师常在用药的同时，对患者进行悉心开导，调其心志，往往使疗效倍增，甚至不药而愈。

第十六章　泄泻的治疗经验

泄泻，指以大便次数增多，泻下粪质清稀，甚则泻下如水样为临床特征的一类病症。相当于西医学的"肠易激综合征""吸收不良综合征""炎症性肠病"。慢性泄泻，又称"久泻"，常由饮食所伤、情志失调、病后体虚等诱发，此后反复发作，缠绵难愈。

祖国医学对泄泻之认识，最早见于《黄帝内经》。历代医家对泄泻阐述颇丰，他们对泄泻之名称、分类、病因病机、临床表现、治疗预后等诸多方面皆有论述。

一、病因病机

《灵枢·师传》有云"肠中寒，则肠鸣飧泄"；《素问·脉要精微论篇》云"久风为飧泄"；《素问·六元正纪大论篇》云"湿胜则濡泄"；《素问·至真要大论篇》云"暴注下迫，皆属于热"。《景岳全书·泄泻》所论最切："若饮食失节，起居不时，以致脾胃受伤，则水反为湿，谷反为滞，精华之气不能输化，乃致合污下降而泻痢作矣。"故对于泄泻之疾，老师认为虽然风、寒、湿、热皆可为泻，但尤以湿邪为甚，所谓"无湿不成泻"；如《杂病源流犀烛·泄泻源流》云："湿盛则飧泄，乃独由于湿耳。不知风寒热虚，虽皆能为病，苟脾强无湿，四者均不得而干之，何自成泄？是泄虽有风寒热虚之不同，未有不源于湿者也。"强调了湿邪是泄泻发病的重要原因。

二、辨证论治

《医宗必读》曰"无湿不成泻"，并提出了著名的治泻九法，即淡渗、升提、清凉、疏利、甘缓、酸收、燥脾、温肾、固涩等，全面系统地阐述了泄泻的治疗方法。《景岳全书·泄泻》指出："脾强者，滞去即愈，此强者之宜清宜利，可逐可攻也。脾弱者，因虚所以易泻，因泻所以愈虚，盖关门不固，则气随泻去……"可见，健脾益气是其他治泻方法的基础。老师在总结先贤经验的基础上，结合自己的临床实践，认为泄泻虽然表现各异，病机有别，但泄泻之成，多责之于脾肾二脏。脾主运化，肾主闭藏。若脾虚失运，津聚成湿，下注肠道而为泻。日久及肾，命门火衰，无以煖土，土不制水，水饮直走大肠而为泻。故治泻之法，不离脾肾。若脾虚饮停者常用苓桂术甘汤，脾虚湿盛者常用平陈汤、六神汤，湿郁化热者先予芍药汤，肾阳虚者用真武汤，脾肾俱虚者用四神汤等。然临证之时，不可拘于温补脾肾，须结合患者年龄老幼、体质强弱、病程新久、有无兼症，分清寒热虚实，辨证论治，并灵活运用《医宗必读》之治泻九法以加强疗效。

三、验案举隅

（一）脾胃虚弱证

患者女，48岁。腹痛、大便溏泄1月。患者自述患慢性胃炎2年，胃脘时有隐痛，曾多方治疗病情时有发作。近1个月来出现腹痛、大便溏泄，为黄色稀便，每日3~4次，伴疲乏无力、脘胀纳差，来门诊就诊。诊见：神清，疲乏，腹痛，大便溏泄，色黄质稀，每日3~4次，脘胀纳差。舌淡红，舌体胖，苔白微腻，脉沉缓。中医诊断：泄泻。证属：脾胃虚弱，水湿内停。治宜运脾化湿。方以运脾汤合良附丸化裁，处方：党参10g，炒白术10g，茯苓30g，麦芽15g，佛手12g，枳壳10g，浙贝母10g，高良姜12g，香附10g，仙鹤草30g。4剂，一日1剂，水煎分服。二诊：服药4剂后纳食增加，胃胀、腹痛大减，大便仍稀，但次数减少。效不更方，上方继服10剂。三诊：上方继服10剂后，患者精神转佳，大便已成形，每日1~2次。

【按】泄泻责之于脾，脾虚湿胜为导致泄泻的重要因素，脾虚不运，水谷不化为精微，湿浊内生，而湿浊又可以影响到脾的运化，使泄泻日久不愈。治病求于本，首当健脾，而老师主张脾以运为健，予运脾汤，又"阳之动，始于温，温气得而谷精运"，故合良附丸。脾之运化正常，湿浊不生，肠道功能正常，泄泻自止。

（二）脾虚湿盛证

患者女，61岁。反复腹痛、腹泻3月余，加重1周。患者自诉3月前无明显诱因出现食后腹痛、腹胀，大便每日4~5次，自行口服黄连素、诺氟沙星后症状可缓解，停药后症状反复发作，遂到医院就诊，行肠镜检查示：未见明显异常。诊断为：肠易激综合征。给予调节肠道菌群药物，但效果不理想。近

1周来诸症逐日加重，遂来就诊。现症见：腹痛、腹泻，大便如水样，每日4～5次，纳可，夜寐欠佳。舌质淡，舌体胖，苔薄腻，脉沉细。中医诊断：泄泻。证属：脾虚湿盛。治宜健脾化湿。方以六神汤化裁，处方：山药30g，薏苡仁30g，茯苓10g，白扁豆10g，陈皮10g，炙甘草10g，干姜10g，麦芽10g。4剂，一日1剂，水煎分服。并嘱患者在服药期间忌食辛辣刺激及寒凉之品。二诊：患者诉腹痛、腹胀减轻，腹泻次数明显减少，每日2～3次。舌苔白腻。故在上方基础上加藿香10g、紫苏10g以芳化中焦湿浊，继服7剂。三诊：患者腹泻症状基本消失，诉服药时口干症状明显。故上方去干姜、紫苏，继服7剂以巩固疗效。

【按】 本案患者反复腹泻达3月之久，本为脾虚湿盛，但泄泻日久伤及脾阳，脾阳不足，寒凝胃络，故腹痛明显。老师在加减六神汤基础上加健脾温阳之干姜，利湿与温阳相结合。同时结合患者服药后的病情变化，随时调整药物配伍，体现出老师对慢性泄泻治疗并不拘泥于本方，守方之中，加以变化，守变相合，灵活运用。

(三)脾肾阳虚证

患者男，40岁。腹泻1年余。患者1年前腹部受凉、进食生冷后出现大便稀溏，大便次数增多，严重时开冰箱冷气吹到腹部即感不适，平素腰部怕凉，手足欠温。舌淡红，苔薄白，脉沉尺弱。中医诊断：泄泻。证属：脾肾阳虚。治宜温补脾肾。方以附子汤加味，处方：党参30g，茯苓20g，白术15g，白芍15g，附片(先煎1小时)20g，小茴香30g，甘草10g，仙鹤草30g。7剂，一日1剂，水煎分服。二诊：服药后腰部怕冷减轻，近1周内无腹泻。舌质淡，苔薄白，脉沉尺弱。上方加细辛10g、当归10g。继服7剂而愈。

【按】《素问·玉机真脏论篇》："脾为孤脏，中央土以灌四傍。"脾虚有寒，寒为阴邪，伤脾阳之气，脾阳一伤，气机升降失司而为泻。患者食凉即腹泻，为脾阳不足也，当服理中剂，此为阳虚不甚者，甚者应当有自利。老师认为泄泻之为病，多责之于脾肾二脏：脾主运化，肾主闭藏，若脾虚失运，津聚成湿，下注肠道而为泻；日久及肾，命门火衰，无以煦土，土不制水，水饮直走大肠亦为泻。正如《医宗必读》中所说"无湿不成泻"，故治泻之法，不离脾肾。本案中老师通过脾肾同调使患者腰部怕冷得以缓解，腹泻得愈，二诊在前方基础上加用细辛、当归，细辛味辛以散寒邪、性温以通阳气，当归亦为温通。

（四）肠道湿热证

患者男，63岁。反复腹泻20年，加重1周。20年前夏季出差着凉后致腹泻，稀水样便10余次，此后常因饮食失节、着凉受寒而复发，经对症治疗可缓解，未行系统诊疗。1周前无明显诱因复发加重，遂来就诊。症见：大便稀溏，排出不畅，排后不爽，每日2~4次，色暗黄，无黏液、脓血，无腹痛、里急后重，伴晨起口苦，夜眠欠安，食纳尚可，小便调。舌淡胖略暗，苔黄白相间，舌根苔厚腻，脉滑略数。查大便常规示：潜血（+），镜检：红细胞1~4/HP，脂肪球0~3/HP。既往曾患胆囊炎，已治愈。中医诊断：泄泻。证属：肠道湿热。治宜清肠化湿，调气行血。方以芍药汤加减，处方：白芍15g，当归15g，木香10g，槟榔10g，黄芩10g，黄连6g，大黄1g，焦麦芽15g，焦山楂15g，苡米30g，马齿苋30g，仙鹤草30g。4剂，一日1剂，水煎分服。二诊：服药后，次日大便增至6次，第3日减至1次，仍稀溏，排出畅，余无不适。舌淡胖略暗，苔薄黄，舌根苔腻，脉略滑。复查大便常规（−）。患者病势大减，肠道郁热渐清，然脾虚未复，湿浊未化。故治以健脾化湿为主，调方平陈汤加味，处方：苍术15g，厚朴12g，半夏10g，陈皮10g，茯苓15g，木香10g，马齿苋30g，焦麦芽15g，仙鹤草30g。7剂，一日1剂，水煎分服。服药后大便成形，一日1行。

【按】　患者久病失治，脾运失职，酿湿生热，积于肠腑。一有不慎，感受邪气，两邪相合，扰乱肠腑，发为泄泻。《医方类聚》云："泄泻之证，《经》中所谓飧泻、溏泄、洞泄、濡泄、溢泄、水谷注下是也。大肠为五谷传送之官，脾胃虚弱，饮食过度，或为风寒暑湿之气所中，皆能令人泄泻。"《景岳全书》云："泄泻之本，无不由于脾胃。盖胃为水谷之海，而脾主运化，使脾健胃和，则水谷腐熟而化气化血，以行营卫。若饮食失节，起居不时，以致脾胃受伤，则水反为湿，谷反为滞，精华之气不能输化，乃致合污下降，而泻痢作矣。"《医宗必读》总结有治泻九法：淡渗、升提、清凉、疏利、甘缓、酸收、燥脾、温肾、固涩。

本案四诊合参，初辨为肠道湿热，故予芍药汤以清肠化湿、调气行血，继以平陈汤健脾化湿而收功，反映出老师辨证之准，用药之精。

四、体会

《临证指南医案·泄泻》:"泄泻,注下症也。经云:湿多成五泄,曰飧,曰溏,曰鹜,曰濡,曰滑,飧濡之完谷不化,湿兼风也;溏泄之肠垢污积,湿兼热也;鹜溏之澄清溺白,湿兼寒也;濡泄之身重软弱,湿自胜也;滑泄之久下不能禁固,湿胜气脱也。"脾与胃相表里,脾主升清,胃主和降。脾胃健运,自能运化水谷精微,并将水谷精微所化之津、气上归于肺,通过肺的宣发肃降而散布周身以濡润脏腑经脉、四肢百骸,所生之糟粕浊气通降于大、小肠,从二便排出,以完成其"清阳出上窍,浊阴出下窍"的生理功能。若脾失健运,运化失调,水液不化,聚津成湿,阻滞气机,合污而下至肠道,发为泄泻。老师在中医辨证论治的基础上,从祛除湿邪为主着手,每获良效。老师对慢性泄泻的治疗,始终抓住"脾虚湿盛"这一关键病机。在治脾的同时兼顾他脏,主要考虑到肾对脾胃的影响,脾胃为后天之本,肾为先天之本,脾胃正常受纳腐熟、运化功能的发挥,有赖于肾阳的温煦作用,正如《医门棒喝》曰"脾胃之能生化者,实由肾中元阳之鼓舞,而元阳以固密为贵,其所以能固密者,又赖脾胃生化阴精以涵育耳",充分说明了先天温养后天,后天补养先天的辨证关系;在调理脾胃的同时,结合患者的病情,辅以治肾之药,脾肾同调,疗效更佳。

老师在治疗泄泻时还强调因人而治,虽然有时泄泻的症状相同,但应依据患者年龄的大小、体质的强弱用药。正如清·徐大椿《医学源流论》曰:"天下有同此一病,而治此则效,治彼则不效,且不惟无效,而反有大害者,何也?则以病同而人异也。"老师认为儿童五脏轻灵、脾常不足,故用药时常量少而轻,且儿童泄泻往往兼夹饮食积滞,故常辅以焦麦芽等化滞之品;老年人年高体衰,肾阳不足,其泄泻往往兼见肾阳不足,故在辨证论治的基础上辅以补肾温阳之药。治慢性泄泻宜缓图取效,慎用收涩之品。老师认为慢性泄泻病程较长,病情反复发作,脾胃虚损较重,非一时能够治愈。老师强调对于本病的治疗不可妄用收涩之药,收涩之药虽可取一时之效,但往往导致"闭门留寇",病本不除,则病情反复发作。

第十七章 便秘的治疗经验

便秘是临床常见病、多发病，其主要病理变化在肠，属大肠传导功能失常，临床多责之脾胃，以通下论治，但疗效日微。治疗便秘当分虚实，实者宜攻，虚者当补。若邪滞不去，日久暗耗气阴；或反复使用泻下之剂，耗伤津气，终致阴亏肠腑失于濡润、气虚肠道运行无力，大便排出日益艰涩，形成久秘（习惯性便秘）。倘再施以峻泻，大便虽得一时之畅，然必重伤津气，犹如雪上加霜。老师临证之时主张以润通为主，自拟运肠润通汤攻补兼施，寓攻于守，以补虚运肠为主，俟气复津回，肠腑得以润降，则便秘自愈。基本方药：白术、枳壳、党参、郁李仁、肉苁蓉、槟榔、炒麦芽等。临证之时，诸药宜从小量用起，逐步加量，并当随症加减。常加大黄1~3g以引气下行，导滞而不伤正；加杏仁10g，既润肠通便，又宣降肺气以"提壶揭盖"。总之，老师认为对于便秘的治疗不可一味攻下，要审证求因，明辨虚实，虚者当补，补阴、补气；实者宜攻，但要中病即止，唯恐伤气、伤津使大便艰涩难行。

一、验案举隅

（一）脾虚不运证

患者男，60岁。便秘2月余。患者2月前出现大便偏干，3~4日1行，便下艰难，努则乏力，食后胃脘部胀痛不舒，喜揉喜按，神疲乏力，食少纳呆，夜寐欠佳。胃镜示：慢性萎缩性胃炎伴糜烂。舌淡胖，苔薄微腻，脉沉细。中医诊断：便秘。证属：脾虚不运。治宜健脾益气，行气通便。方以运脾汤加减，处方：党参30g，白术30g，茯苓10g，佛手15g，枳壳30g，石菖蒲10g，麦芽15g，肉苁蓉10g，甘草10g，仙鹤草30g。7剂，一日1剂，水煎分服。二诊：患者自诉大便干好转，排便渐畅，但胃脘部仍胀痛不适，夜寐好转。舌淡胖，苔薄微腻，脉沉细。上方加砂仁5g，以加强温中行气之力，继服7剂。三诊：自诉大便通畅，胃脘胀痛明显缓解，疲乏减轻，纳食增加，上方继服7剂，以巩固疗效。

【按】《素问·六节藏象论篇》曰："脾、胃、大肠、小肠……仓廪之本，营之居也，名曰器，能化糟粕，转味而入出者也。"大肠受脾统摄，职司传送糟粕，脾胃虚弱，则大肠传送无力。故临床上对便秘不可一味攻下，而要审证求因，明辨虚实，老师遵"脾以升为健，胃以降为和"之旨，认为脾以运为健，以运为补。并提出"健脾先运脾，运脾必调气"。所拟运脾汤，选药平和，方中以党参、白术、茯苓、甘草补脾益气；枳壳、佛手理气、调气以促脾运；石菖蒲芳香醒脾化浊；麦芽健胃消食；肉苁蓉润肠通便；仙鹤草脾肾双补，诸药合用，寓理气于补益之中，寓调胃于健脾之间，脾胃健运，大便自通。

（二）虚实夹杂证

患者女，40岁。便秘7年余。患者自述近7年来大便秘结，初服麻仁润肠丸、番泻叶等药即可解大便，后服无效，大便4～6日1行，便质干结如羊屎状，排出困难，伴有脘腹胀满，食后尤甚，口气重，神倦乏力，纳差，严重时伴有头晕、恶心、汗出，夜寐可，小便调。舌淡胖，苔薄白少津，脉沉细。中医诊断：便秘。证属：虚实夹杂。治宜健脾助运，润肠通便。方以运肠润通汤加减，处方：党参10g，白术30g，枳壳45g，当归30g，生地30g，肉苁蓉40g，郁李仁30g，槟榔10g，炙甘草5g。7剂，一日1剂，水煎分服。二诊：自述大便干结较前明显减轻，2～3日1行，脘腹胀满有所缓解，余症同前。舌淡胖，苔薄白少津，脉沉细。上方白术加至45g，合枳壳以健脾调气，继服7剂。三诊：自述大便通畅，每日1行，食纳增加，脘腹胀满明显缓解，服药期间未出现头晕、恶心、汗出等症，唯觉疲乏无力。故加大党参用量至30g，以补气助运，继服7剂。四诊：大便调，诸症均除，药已中病。上方继服7剂以巩固疗效。

【按】老师认为习惯性便秘多因便秘日久，邪滞不去，日久暗耗气阴；或反复使用泻下之剂，耗伤津气，终至津亏肠腑失于濡润、气虚肠道运行无力形成。以大便秘结不通为标，气血津液枯槁、肠道运行无力为本，故在治疗时不主张峻攻，倡补而通之，自拟运肠润通汤以补虚运肠为主，俟气复津回，肠腑得以润降，则便秘自愈。方中重用白术、枳壳，二药一补一消，合党参以健脾调气；郁李仁、肉苁蓉润燥滑肠以助通下；槟榔降气消积导滞；当归、生地养血滋阴、润肠通便，一则益阴增液以润肠通便，使腑气通，津液行；二则防诸药耗津伤血，使邪去而正不伤，炙甘草和中调药。诸药合用，攻补兼施，寓攻于守，使补无滞气碍脾、攻无耗气伤津之弊。

(三)脾肾阳虚,肠失温润证

患者女,49岁。便秘2周。患者自述1年前行结肠息肉手术,术后腹部隐痛不适,大便稀,每日2~3行,食生冷及受凉后加重,经中药调理治疗后痊愈。2周前饮食不慎后出现大便干结,排出困难,2~3日1行,腹胀,矢气少。舌淡暗,苔薄微腻,脉沉细。中医诊断:便秘。证属:脾肾阳虚,肠失温润。治宜健脾助运,温肾润肠。方予苁蓉枳术丸,处方:白术30g,枳壳30g,肉苁蓉30g。7剂,一日1剂,水煎分服。二诊:自诉腹胀较前缓解,矢气增多,大便硬,仍2~3日1行,但排便困难明显好转。舌淡红,苔薄白少津,脉沉细。上方加厚朴10g,以下气宽中,继服7剂。三诊:患者自述大便调,腹胀除。舌淡红,苔薄白,脉细。上方加炙甘草10g,以益气补中,继服7剂,嘱其隔日一服以巩固疗效。

【按】 便秘与大肠传导有关,正如《素问·灵兰秘典论篇》说"大肠者,传导之官,变化出焉",又涉及脾胃及肾。本案患者正值七七之年,阳气渐衰,且因手术耗伤气血,阳虚不能蒸化津液、温润肠道,气虚则传导无力,血虚则津枯失润而秘结生。故方中用枳壳理气宽中,行滞消胀,以走大肠而行气散结;白术既能燥湿实脾,又能缓脾生津,且温性较弱,与枳壳同用,使气得周流而津液生;加入质地油润而无燥性的肉苁蓉,甘温补中,因中为阴之守,且甘温润滑,能滋元阴之不足,使三阴精气充足,且入肾经血分,补命门相火,滋润五脏,益髓强筋,亦补肾阳兼润肠。后加厚朴以下气宽中。药证相符,故病自愈。

(四)脾虚肺郁证

患者女,17岁。便秘2年。患者自述近2年来大便秘结,常需依赖泻药,停药则2~3日1行,粪质干结,排便不畅,稍稍多食则胃脘胀满不适,伴有面部痤疮,脱发。舌质淡胖,舌根苔腻,脉沉细。中医诊断:便秘。证属:脾虚肺郁。治宜补脾泻肺。方予运脾汤合泻白散加减,处方:党参30g,白术30g,茯苓15g,佛手15g,枳壳30g,石菖蒲15g,麦芽15g,桑白皮15g,地骨皮10g,枇杷叶15g,炙甘草5g。7剂,一日1剂,水煎分服。嘱患者服药期间忌食辛辣刺激之品。二诊:自述便秘较前好转,1~3日1行,余症同前。舌质淡胖,舌根苔薄腻,脉沉细。上方枳壳加至40g、麦芽加至20g、桑白皮加至20g,继服7剂。三诊:大便好转,排便渐畅,1~2日1行,纳食增加,面部未再出新疹，自觉口渴，饮不解渴。上方白术加至40g、麦芽加至30g、茯苓加至20g，加黑附片5g，继服7剂。四诊：大便通畅，食纳可，痤疮好转，上方继续加减调服，以治疗痤疮为主。

【按】《石室密录》云："大便秘结者，人以为大肠燥甚，谁知是肺气燥乎？肺燥则清肃之气不能下行于大肠，而肾经之水，仅足以自顾，又何能旁流以润溪涧哉？"充分阐明肺燥不行清肃之令可致便秘。《灵枢·经脉》曰："肺，手太阴之脉，起于中焦，下络大肠，还循胃口，上膈属肺。"又曰："大肠手阳明之脉……络肺，下膈属大肠。"肺与大肠，一脏一腑，一阴一阳，通过经脉的络属而构成表里关系。肺主宣发，是大肠得以濡润的基础，使大肠不致燥气太过；肺主肃降，有助于大肠传导功能的发挥。而大肠传导功能正常，则有助于肺的肃降。肺藏魄，肛门又称"魄门"，《素问·五脏别论篇》"魄门亦为五脏使"，肺主气，为五脏之华盖，其气亦役使魄门，病则主要影响气机升降出入，若致腑气失其顺降，魄门开合失度，糟粕不能及时传导排出，滞阻肠腑而成便秘。所以治疗便秘时，在考虑脾胃、肾、肝的同时，更应认识到肺与大肠相表里的重要性，故老师在补气运脾的基础上加桑白皮、地骨皮、枇杷叶开肺气以启上孔，寓有提壶揭盖之意。正如《石室秘录》曰："大便不通，全不在润大肠，补肺更妙。不止补肺，而在升肺，盖大肠居于下流……气既下行，沉于海底，非用升提之法，则水注闭塞而不通，启其上孔，则下孔自然流通。"

二、体会

便秘是由多种病因引起的临床常见病、多发病，其主要病理变化在肠，属大肠传导功能失常，临床多责之于脾胃，以通下论治，但疗效日微，病情反重。老师认为在临床上对于便秘不可一味攻下，而要审证求因，明辨虚实，遵循《素问·阴阳应象大论篇》中所提到的"治病必求于本"的原则，针对疾病的根本原因进行治疗，充分发挥中医整体观念优势，进行四诊合参，更要重视中医的辨证论治，是辨证而不是辨症，要准确辨证，熟知医理，精于医道，力争做到"望其形而通其神，闻其声而明其圣，问其由而得其工，切其脉而续其巧"，才能将各方各法灵活运用于临床。

第十八章　不寐从"胃不和则卧不安"
论治的经验

"胃不和则卧不安"见于《素问·逆调论篇》："不得卧而息有音者，是阳明之逆也。足三阳者下行，今逆而上行，故息有音也。阳明者，胃脉也，胃者六腑之海，其气亦下行。阳明逆，不得从其道，故不得卧也。《下经》曰：'胃不和则卧不安，此之谓也。'"原为阐述胃阳明气逆有喘而不能安卧时所引用的《下经》里的一句经文，后世医家延伸其涵义，认为不仅"逆气不得卧而息有音者"属之，凡因脾胃不和，痰湿、食滞内扰，出现胃气不和，以致寐寝不安者均属之。本型不寐的治疗，当遵《灵枢·邪客》"以通其道，而去其邪"的治疗原则，以针刺配合半夏秫米汤为主治疗。

一、对"胃不和则卧不安"的认识

老师认为，"胃不和则卧不安"之"胃"，不单指胃，亦概括了现代临床的脾、胃、肠三方面的功能。如《灵枢·本藏》篇云："小肠大肠皆属于胃"，由于小肠、大肠在位置上与胃腑紧密相连，在功能上与胃共同完饮食水谷的受纳、腐熟、运化过程，因此，古代胃肠常统称作胃，如《伤寒论·阳明病篇》中所述的"胃家"之"胃"就有此意。而"卧不安"亦不单指夜寐不安，还包括因脾胃肠功能失调而导致患者不适所表现出的坐立不安、不宁之状。

二、"胃不和则卧不安"的机理

胃不和，即指脾、胃、肠功能不和。脾与胃通过经络相络属而构成表里关系，胃主受纳、腐熟，脾主运化，脾与胃密切配合，纳运相得，为气血生化之源。脾气宜升，胃气宜降，脾胃为全身气机升降之枢，脾胃之气一升一降，升降相因，从而保证了"纳""运"功能的正常。故云："脾宜升则健，胃宜降则和。"

脾为阴脏，喜燥而恶湿；胃为阳腑，喜润而恶燥。脾易湿，得胃阳以制之，使脾不至于湿；胃易燥，得脾阴以制之，使胃不至于燥。脾胃阴阳，燥湿相济，两者才能纳运、升降协调。故《临证指南医案·卷二》说："太阴湿土，得阳始运；阳明燥土，得阴自安。"导致脾、胃、肠功能失调的病因多种多样，或因饮食不节，损伤脾胃，如《素问·痹论篇》曰"饮食自倍，肠胃乃伤"；或因外受寒、湿等六淫之邪侵袭，导致脾胃运化功能失常；或因精神紧张、思虑过度，七情所伤，肝失疏泄，克脾犯胃；或用药不当，损伤脾胃以致脾土虚弱；或他脏之病，经久不愈，损及于脾胃。总之外感、内伤、饮食、七情、劳役，诸多因素均可导致脾、胃、肠功能失调，胃气不和，而形成不寐。至于脾、胃、肠功能失调，患者因胃肠道不适而出现坐立不安、不宁之状，临床每可多见。

睡眠为人体的一种生命活动形式，与体内阴阳、气血、脏腑等密切相关。腑脏和谐，阴阳调和，气血充盛，气机升降协调，营卫运行有度，则人得以安卧而不至于寐不安。《灵枢·营卫生会》云："人受气于谷，谷入于胃，以传于肺，五藏六腑，皆以受气，其清者为营，浊者为卫，营在脉中，卫在脉外，营周不休，五十而复大会，阴阳相贯，如环无端，卫气行于阴二十五度，行于阳二十五度，分为昼夜……气血盛，其肌肉滑，气道通，营卫之行不失其常，故昼精而夜瞑。"

故老师认为胃不和导致卧不安的机理主要为：①脾胃居于中州，是人体气机出入升降的中枢，胃以通为用，以降为顺，若其不调，影响营卫之气的运行，以致卫气不能入阴，故目不瞑。②营卫二气来源于水谷，为脾胃运化受纳所得之水谷精微，若胃和脾健，化源充足，则神得所养而安寐。同时，脾胃经与心经相通。足太阴脉注心中，从心中循手少阴脉行也。当脾胃运化功能正常，其所化生之气血才能充盈血脉，使心有所主。正如李东垣所云："夫饮食入胃，阳气上行，津液与气入于心。"若脾胃虚弱，气血生化乏源，阴血不足，心神失其所养而夜寐不安。正如《灵枢·营卫生会》曰："其清者为营，浊者为卫……气血盛，其肌肉滑，气道通，营卫之行不失其常，故昼精而夜瞑。"

三、治疗当以和胃为主

老师认为，由胃不和引起的不寐治疗当以"和"为法。调和阴阳是治疗一切疾病的总则。正如《伤寒论》第58条云："凡病，若发汗、若吐、若下、若亡血、亡津液，阴阳自和者，必自愈。"和者，阴阳自和也，阴阳交感、既济，谐和为用，通过阴阳相互消长的自我调节机制使机体趋于阴平阳秘的最佳稳定状态，即"阴平阳秘，精神乃治"。"胃和"即胃的阴阳平衡协调，胃的功能处于正常状态。"胃不和"即胃的阴阳平衡失调，功能处于病理状态。故治疗当以调和脾、胃、肠功能为主，"胃和"则阴阳升降有序，寤寐有常，"胃和"则神有所藏，神藏则寐寤自晓，胃和神安，神安瞑寐乃知。"胃和"则营卫生化有源，营卫和调，人始安寐。

四、脾胃虚弱证验案举隅

患者女，53岁。夜寐差伴上腹部胀满不适1年余。症见：精神欠佳，疲乏，夜寐差，上腹部胀满不适，口干、黏，口气重，纳差，手脚麻木，大便黏，1~2日1行。舌淡红，体胖，苔白腻少津，脉沉微滑。电子胃镜示：萎缩性胃炎伴糜烂；病检示：（胃窦）萎缩性胃炎轻度，肠化轻度，幽门螺杆菌(+)。曾多次服用舒乐安定、中草药等均未获效。中医诊断：不寐。证属：脾胃虚弱，湿浊中阻。治宜健脾化湿和胃。方以藿朴夏苓汤合平陈汤加减，处方：藿香15g，厚朴10g，半夏10g，陈皮10g，茯苓10g，苍术15g，麦芽15g，细辛5g，甘草5g。7剂，一日1剂，水煎分服。二诊：自述上腹部胀满不适缓解，手脚麻减轻，夜寐好转，余症同前。舌淡胖，苔薄腻少津，脉同前。上方麦芽加至20g、细辛加至10g，加石菖蒲15g以化湿通窍。继服7剂。三诊：自述上腹部胀满不适明显缓解，口干、口黏较前减轻，晨起口气重，轻微耳鸣，大便可。舌脉同前。上方苍术加至20g、厚朴加至15g、麦芽加至30g，加白芥子10g以通窍化痰。继服7剂。四诊：纳食增加，夜寐明显好转，余症均已明显缓解。舌淡胖，苔微腻。上方去燥湿之苍术，加白术20g以健脾化湿。继服14剂。随诊诉诸症皆愈。

【按】 本案患者虽以失眠为主症，但其病机本质为患者素体脾虚，运化失常，湿浊中阻，气机升降失常，故其治疗当以化湿为先，健脾为主，正所谓治湿不治脾，非其治也。故以苍术、厚朴、半夏、陈皮、茯苓、麦芽健脾燥湿、理气化湿，藿香芳香化湿，细辛温中以助湿邪之化，使湿去脾健以复其运化之职，故诸症自愈。

五、体会

李东垣在《脾胃论》中谈到心神与脾胃的关系时指出："若心生凝滞，七神离形，而脉中唯有火矣。善治斯疾者，惟在调和脾胃，使心无凝滞……则慧然如无病矣，盖胃中元气得舒伸故也。"这对从脾胃论治失眠等病症奠定了理论基础。老师博采众家所长，结合自己多年临床经验，认为脾胃健运则升降和，升降和则心神安，故调和脾胃可使心神安宁。此外，老师在治疗失眠患者时，除辨证用药之外，时常关注患者的情绪、生活起居等影响睡眠的因素，从多方面着手帮助患者解决疾患。